சர்க்கரை நோயாளிகளுக்கான
உணவுகளும் உணவு முறைகளும்

சர்க்கரை நோயாளிகளுக்கான உணவுகளும், உணவு முறைகளும்

டாக்டர் சு. முத்து செல்லக் குமார்

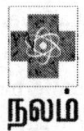

நலம்

சர்க்கரை நோயாளிகளுக்கான உணவும் உணவு முறைகளும்
Sarkkarai Noyaligalukkaana Unavum Unavu Muraigalum
Dr. S. Muthu Chella Kumar ©

First Edition: November 2007
120 Pages
Printed in India.

ISBN: 978-81-8368-559-7
Title No. Nalam 039

Nalam Veliyeedu
177/103, First Floor,
Ambal's Building, Lloyds Road,
Royapettah, Chennai 600 014.
Ph: +91-44-4200-9603

Email : support@nhm.in
Website : www.nhm.in

Author's Email : rukkumar@yahoo.com
Website : www.rmic.in

Nalam Veliyeedu is an imprint of New Horizon Media Private Limited

This book is sold subject to the condition that it shall not, by way of trade or otherwise, be lent, resold, hired out, or otherwise circulated without the publisher's prior written consent in any form of binding or cover other than that in which it is published and without a similar condition including this the rights under copyright reserved above, no part of this publication may be reproduced, stored in or introduced into a retrieval system, or transmitted in any form or by any means (electronic, mechanical, photocopying, recording or otherwise), without the prior written permission of both the copyright owner and the above-mentioned publisher of this book.

சமர்ப்பணம்

இன்சுலின் மருந்தைக் கண்டுபிடித்த மருத்துவர்கள் ஃப்ரெட்ரிக் பேண்ட்டிங் (Frederick Banting), மெக்லீயாட் (J.J.R. Macleod) மற்றும் மருத்துவ விஞ்ஞானிகளுக்கு...

நீரிழிவுக்கான உணவு பிரமிடு

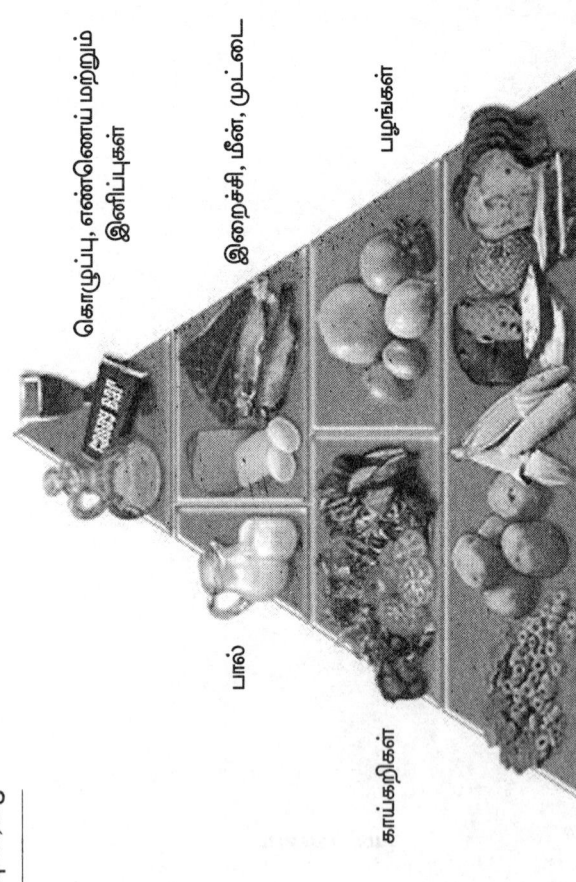

கொழுப்பு, எண்ணெய் மற்றும்
இனிப்புகள்
பால்
இறைச்சி, மீன், முட்டை
காய்கறிகள்
பழங்கள்
கோதுமை, பருப்பு வகைகள் மற்றும் கிழங்கு வகைகள்

உள்ளே

	முன்னுரை	... 8
1.	உணவுக் கட்டுப்பாடு அவசியம்	... 11
2.	சக்தி மையங்கள்	... 16
3.	நீரிழிவும் உணவும்	... 22
4.	நல்லதும் கெட்டதும்	... 28
5.	மூன்று கட்டளைகள்	... 38
6.	சமைப்பது எப்படி? சாப்பிடுவது எப்படி?	... 42
7.	செயற்கை இனிப்புகள்	... 49
8.	உணவுமுறைகளும் செய்முறையும்	... 54
	பின்னிணைப்புகள்	
	நீழிரிவு நோயாளிகளுக்கான மாதிரி உணவுகள்	... 105
	உணவுகளில் குளுக்கோஸ் அளவீடு	... 113

முன்னுரை

மனிதர்களுக்கு ஏற்படும் நோய்கள் பலதரப்பட்டவை. நோய்களை, உணவோடு தொடர்பு உள்ளவை, உணவோடு தொடர்பு இல்லாதவை என்று இரண்டு பிரிவுகளாகப் பிரிக்கலாம். மரபணுக் கோளாறுகள், புற்றுநோய் போன்றவை, உணவோடு தொடர்பு இல்லாதவை. இந்த வகை நோய்கள் மிகவும் குறைவு.

ஆனால், உணவுப் பற்றாக்குறை, உணவில் போதுமான சத்துகள் குறைபாடு, உணவு மிகுதி, உணவுச் சத்துகளின் மிகுதி போன்றவற்றால் ஏற்படும் நோய்கள் ஏராளம். இதில், மாலைக் கண் நோய், இதய நோய்கள், உடல் பருமன் போன்றவை முக்கியமானவை. இப்படி, பெரும்பாலான நோய்களுக்கும், உணவுக்கும் தொடர்பு இருப்பதால்தான், டாக்டரிடம் வரும் ஒரு நோயாளி, மருந்து எழுதி வாங்கிக் கொண்ட பிறகு கேட்கும் முதல் கேள்வி, 'டாக்டர் நான் என்ன சாப்பிடுவது?' என்பதாகத்தான் இருக்கும். ஏனென்றால், ஒவ்வொரு நோய்க்கும், அதற்கென சில உணவுக் கட்டுப்பாடுகள் உள்ளன.

நீரிழிவு எனப்படும் சர்க்கரை நோயில் பலவகைகள் உண்டு என்றாலும், மக்களை அதிகமாகப் பாதிப்பது டைப்-1 மற்றும் டைப்-2 வகை சர்க்கரை நோய்கள்தான். முதல் வகை நோய், இள வயதிலேயே வந்துவிடும். இரண்டாவது வகை நோய், நடுத்தர வயதினரையும், முதியவர்களையும்தான் அதிகமாகப் பாதிக்கிறது.

மேலும், இந்த இரண்டாவது வகை நோய்க்கும் உணவுக்கும் நெருங்கிய தொடர்பு உள்ளது. அளவுக்கு அதிகமாகச் சாப்பிடுவது, அதிக கலோரி அளவு உள்ள உணவுகளைச் சாப்பிடுவது, உடல் பருமன், தொந்தி உண்டாவது, உடற் பயிற்சியின்மை ஆகியவையே இதற்குக் காரணமாக அமைந்துவிடுகிறது. ஆகவே, இரண்டாம் வகை சர்க்கரை நோய் ஏற்படாமல் தடுக்க / தவிர்க்க / தள்ளிப்போட உணவுக் கட்டுப்பாடு அவசியம். அதேநேரம் இந்த வகை சர்க்கரை நோய் வந்துவிட்டால் அதைக் கட்டுப்பாட்டில் வைத்திருக்கவும், நோயினால் பிற உடல் உறுப்புகள் பாதிக்கப்படாமல் இருக்கவும் அதற்கான மருந்துகளும், இன்சுலின் ஊசியும் மட்டும் போதாது. உணவுக் கட்டுப்பாடும் அவசியம்.

எனவே, நீரிழிவு நோயால் பாதிக்கப்பட்டவர்கள் தங்களது நோய் குறித்தும், சாப்பிட வேண்டிய உணவுகள் குறித்தும், கடைப்பிடிக்க வேண்டிய உணவுக் கட்டுப்பாடு குறித்தும் தெரிந்துகொள்ள வேண்டியது மிகவும் அவசியம். அந்த வகையில், நீரிழிவு நோயாளிகளை மட்டுமே மனத்தில் வைத்து இந்தப் புத்தகம் எழுதப்பட்டுள்ளது. படித்துப் பயன்பெறுங்கள்.

இந்த நூலை எழுத எனது மருத்துவ அறிவுமட்டுமல்ல, உணவியல் நிபுணர்கள், உணவுச் சத்து வல்லுநர்கள் ஆகியோரின் அறிவும் அனுபவமும் உதவின. மேலும், மருத்துவ நண்பர்கள் முரளிதரன், தர்மகிருஷ்ணராஜா ஆகியோரின் ‘சர்க்கரையில் அக்கறை’, ‘இனிப்பு மலர்’ ஆகிய இதழ்களும் உதவியுள்ளன. இவர்கள் அனைவருக்கும் என் நன்றி.

என்றும் அன்புடன்,

டாக்டர் கு. முத்து செல்லக் குமார்.
ருக்மணி மருத்துவத் தகவல் மையம்,
எண் : 111, எஸ்.வி.எஸ். நகர்,
வளசரவாக்கம்,
சென்னை - 92.
தொலைபேசி : 044-42014452. செல் : 9952041426

1

உணவுக் கட்டுப்பாடு அவசியம்

ஒருநாள், நான் என்னுடைய க்ளினிக்கில் பேஷண்டுகளைப் பார்த்துக் கொண்டிருந்தேன். ஒருவரைப் பார்த்து அனுப்பிவிட்டு, பெல்லை அழுத்தியதுதான் தாமதம், விஜயா வேகமாக என்னுடைய அறைக்குள் நுழைந்தார். அவர் என்னுடைய பேஷண்ட் மட்டுமல்ல, குடும்ப நண்பரும்கூட. அவருடன், கணவர் மோகனும் வந்திருந்தார்.

விஜயா என்னிடம் சர்க்கரை நோய்க்கான சிகிச்சை பெற்று வருகிறார். வேகமாக அறைக்குள் நுழைந்த விஜயா, கையில் வைத்திருந்த ஒரு ஃபைலைப் போட்டு என்னைக் கோபமாகப் பார்த்தார். ஃபைலில் மிகச் சமீபத்தில் எடுக்கப் பட்ட ரத்தப் பரிசோதனையின் ரிப்போர்ட் இருந்தது.

'டாக்டர், எனக்கு ட்ரீட்மெண்ட் ஆரம்பிக்கறப்ப என்கிட்ட என்ன சொன்னீங்க? ஒரே வருஷத்தில சர்க்கரையைக் கட்டுப்படுத்திக் காட்டறேன்னு சவால் விட்டீங்களா இல்லையா? சரியா ஒரு

வருஷம் கழிச்சு இப்ப ரத்தப் பரிசோதனை பண்ணியிருக்கேன். அதோட ரிசல்ட்ட பாருங்க. 250-ல இருந்த சர்க்கரை இப்ப 300-க்கு போயிடுச்சு. இதுக்கு என்ன பதில் சொல்லப் போறீங்க?'

கோபத்தில் படபடவென்று வெடித்தார் விஜயா. நான் பரிசோதனை முடிவுகளைப் பார்த்தேன். அவர் சொன்னது போல், சர்க்கரை 300 என்கிற அபாய அளவைத் தொட்டிருந்தது.

'பீஸை கரெக்டா வாங்கறீங்க இல்ல. அதுக்கேத்த மாதிரி ட்ரீட்மென்ட் கொடுக்க வேணாமா?...' கணவனின் 'உஸ்... உஸ்' மிரட்டலையும் மீறி ஏகத்துக்கும் பொரிந்து தள்ளினார் விஜயா.

நோய் குணமடையாத விரக்தியில், நோயாளி இப்படியெல்லாம் கோபமாகப் பேசுவது இயல்புதான். என்னைப் போன்ற மருத்துவர்கள் அதையெல்லாம் பெரிதாக எடுத்துக்கொள்வதில்லை. காரணத்தைக் கண்டுபிடிப்பதில்தான் நாங்கள் கவனமாக இருப்போம்.

'மாத்திரையையெல்லாம் நான் சொன்னபடி சாப்பிட்டீங்களா?'

'இந்த ஒரு வருஷத்தில ஒரு வேளைகூட மாத்திரை போடாம இருந்ததில்லை'.

'சரி. நான் சொன்னபடி உணவில கட்டுப்பாடா இருந்தீங்களா?'

இந்தக் கேள்வியைக் கேட்டவுடன் விஜயா திருதிருவென்று விழித்தார். சட்டென்று சுதாரித்துக்கொண்டு, 'சாப்பாடு கொஞ்சம் அப்படி இப்படி சாப்பிட்டது வாஸ்தவம்தான். ஆனா, மாத்திரையை ஒழுங்கா எடுத்துக்கிட்டேனே'.

'அவ சும்மா சொல்றா டாக்டர். சாக்லேட், ஐஸ்க்ரீம், ஸ்வீட்னு சின்னப் பசங்க மாதிரி வெளுத்துக்கட்டினா. டயட்ல கன்ட்ரோலே இல்லை' - விஷயத்தைப் பட்டென்று போட்டு உடைத்தார் மோகன். எனக்கு உண்மை விளங்கி விட்டது.

'நீங்க என்கிட்ட கோபப்படறதில எந்த அர்த்தமும் இல்ல விஜயா. நீரிழிவு நோயைப் பொறுத்தவரைக்கும் மருந்து எவ்வளவு அவசியமோ, அதே அளவு உணவுக் கட்டுப்பாடும் அவசியம். உதாரணத்துக்கு, கார்ல ஒரு இடத்துக்கு நீங்க பயணப்படறீங்க. அந்த கார்ல வெறும் இன்ஜின் மட்டும்தான் இருக்கு, சக்கரமே இல்லேன்னு வச்சுக்கோங்க. உங்களால நினைச்ச இடத்துக்கு போய்ச் சேர முடியுமா? நீரிழிவு நோய்க்கான சிகிச்சையில மருந்துகள்தான் இன்ஜின், உணவுக் கட்டுப்பாடுதான் சக்கரம்.

இன்னும் சொல்லப்போனா, வெறும் சக்கரம் இருந்தாகூட காரைத் தள்ளிக்கிட்டே போயிடலாம். ஆனா, இன்ஜினை மட்டும் வச்சுக்கிட்டு என்ன செய்ய முடியும், சொல்லுங்க? அதனால, நான் ஏற்கெனவே கொடுத்த மாத்திரையோட டயட்டையும் ஒழுங்கா கடைப்பிடிங்க. உங்க உடம்புல சர்க்கரையோட அளவு குறைஞ்சிக்கிட்டே வர்றத நீங்களே பார்க்கலாம்'.

'இதைத்தான் டாக்டம் நானும் சொன்னேன். இவ கேக்கவே இல்லை. உங்க வாயால கேட்டாத்தான் புரிஞ்சுப்பான்னு அழைச்சிட்டு வந்தேன்' என்றார் மோகன்.

'சாரி டாக்டர். நானும் அவசரப்பட்டு ஏதேதோ பேசிட்டேன். இப்பதான் நான் செஞ்ச தப்பு என்னன்னு எனக்குப் புரியுது. இனிமே நான் டயட்ல கன்ட்ரோலா இருப்பேன். நாங்க வர்றோம் டாக்டர்' என்று சொல்லிவிட்டு விஜயாவும், மோகனும் புறப்பட்டுச் சென்றனர்.

அத்தியாயத்தின் துவக்கத்திலேயே இந்தச் சம்பவத்தை நான் குறிப்பிடுவதற்கு ஒரு காரணம் இருக்கிறது. நீரிழிவு நோயாளிகளில் பெரும்பாலோர் விஜயா போல்தான் இருக்கிறார்கள். பள்ளிப்பருவத் தேர்வின்போது சில கேள்விகளை சாய்ஸில் விட்டுவிடுவதுபோல் உணவுக் கட்டுப்பாடு என்கிற அம்சத்தை சாய்ஸில் விட்டுவிடுகிறார்கள்.

வெறுமனே மருந்து சாப்பிட்டால் மட்டும் நீரிழிவு நோயைக் கட்டுப்படுத்திவிட முடியாது. இந்நோய்க்கான சிகிச்சையில் உணவுக் கட்டுப்பாடும் இன்றியமையாத அம்சம். இதைத் தான் மீண்டும் மீண்டும் வலியுறுத்திச் சொல்ல வேண்டி யிருக்கிறது.

நோயாளி என்றில்லை. எந்தவித நோயும் இன்றி, உடல்நலத்தோடு இருக்கும் மனிதனின் ஆரோக்கியத்துக்கும் உணவுக் கட்டுப்பாடு மிக அவசியம். அப்போதுதான் உடலின் இயக்கங்கள் சீராக இருக்கும். உடல் புத்துணர்ச்சியோடு செயல்படத் தேவையான சத்துகளும் போதுமான அளவில் கிடைக்கும்.

உடல்நலம் பாதிக்கப்பட்டு, நோய் ஏதாவது தாக்கினால் உணவு விஷயத்தில் மிகவும் கவனமாக இருக்க வேண்டும். நோயின் காரணமாக, உடலின் சத்து தேவையில் பல மாற்றங்கள் ஏற்படும். நோய் மேற்கொண்டு தீவிரமாகாமல் தடுக்கவும், நோய்க் கிருமிகளை மருந்துகள் எதிர்த்துப் போரிடவும்தான், உடலின் சத்து தேவையில் இத்தகைய மாற்றங்கள் ஏற்படுகின்றன. எனவே, நோயால் பாதிக்கப் பட்டவர்கள் இந்த மாற்றங்களுக்கு ஏற்றவாறும், நோயின் தன்மைக்கு ஏற்றவாறும் உணவுமுறைகளை மாற்றிச் சாப்பிட வேண்டும். அப்போதுதான் நோய் கட்டுப்படும்.

உடலின் சத்து தேவை பூர்த்திசெய்யப்படவில்லை என்றால், நோயின் தீவிரம் அதிகரிக்கும். நோயாளிகளுக்குப் பல்வேறு பின்விளைவுகளும், பாதிப்புகளும் ஏற்படும். இதன் காரணமாக உயிருக்கேகூட ஆபத்து ஏற்படும்.

இதனால்தான், நோயாளிகள் உணவுக் கட்டுப்பாட்டில் கவனமாக இருக்க வேண்டும் என்று அறுவுறுத்துகிறோம். அதிலும் குறிப்பாக, நீரிழிவு நோயாளிகள் விஷயத்தில் 'டயட்... டயட்...' என சற்று அதிகமாகவே எச்சரிக்க வேண்டியிருக்கிறது.

ஏன் இப்படி? என நீங்கள் கேட்கலாம்.

ஆண்மைக் குறைபாடு, கண் பார்வைக் கோளாறு, சிறுநீரகச் செயலிழப்பு, உயர் ரத்த அழுத்தம் என நீரிழிவு நோய் பல அபாயகரமான பாதிப்புகளை ஏற்படுத்தக்கூடியதாக இருக்கிறது. நமது உணவுப் பழக்கத்துக்கும், நீரிழிவு நோய் தீவிரமாவதற்கும் மிக நெருக்கமான, நேரடியான தொடர்பு இருக்கிறது. டயட்டில் நீரிழிவு நோயாளி காண்பிக்கிற அலட்சியத்தின் விலை, அவருடைய உயிராகக்கூட இருக்கலாம்.

எனவேதான், நீரிழிவு நோயாளிகளுக்கான உணவுமுறைகள் பற்றி விரிவாகவும், விளக்கமாகவும் மக்களுக்கு எடுத்துச் சொல்வது அவசியமாகிறது. இந்தப் புத்தகம் உருவானதன் அடிப்படையும் அதுதான்.

நீரிழிவு நோய்க்கான உணவுமுறைகள் பற்றித் தெரிந்து கொள்ளும் முன்பு, இந்நோயைப் பற்றியும், உணவில் உள்ள சத்துகள் பற்றியும் சில அடிப்படையான விஷயங்களைத் தெரிந்துகொள்வது நல்லது.

அவற்றை அடுத்த அத்தியாயத்தில் பார்க்கலாம்.

2

சக்தி மையங்கள்

நீரிழிவு நோய் என்றால் என்ன? இந்தக் கேள்விக்கான பதிலைச் சொல்லும் முன், உணவில் உள்ள சத்துகள் பற்றி சுருக்கமாகப் பார்த்துவிடலாம். இந்தப் புத்தகத்தில் அடுத் தடுத்து சொல்லப்போகும் விஷயங்களைப் புரிந்துகொள்ள இவை உதவியாக இருக்கும்.

நாம் சாப்பிடும் உணவில் கார்போஹைட்ரேட், புரதம், கொழுப்புச் சத்து, வைட்டமின்கள், தாது உப்புகள், தண்ணீர் ஆகிய சத்துகள் அடங்கி யுள்ளன. இவை அனைத்தும் சரியான விகிதத் தில் நமது உடலில் இருக்க வேண்டும். இந்த சத்துகள் எல்லா உணவிலும் ஒரே அளவில் இருப்பதில்லை. சில உணவுகளில் கார்போ ஹைட்ரேட் சத்து அதிகமாக இருக்கும். சில வற்றில் புரதச்சத்து அதிகமாக இருக்கும். இப்படி ஒவ்வொரு உணவிலும் ஒவ்வொரு விகிதத்தில் சத்துகள் இடம் பெற்றிருக்கின்றன.

உணவில் உள்ள இந்தச் சத்துகளின் மூலமாகவே நமது உடலுக்குச் சக்தி கிடைக்கிறது.

ஒவ்வொரு உணவிலும் வெவ்வேறு விகிதத்தில் சத்துகள் இடம்பெற்றிருப்பதால் அவற்றின் மூலம் கிடைக்கும் சக்தியின் அளவும் மாறுபடுகிறது.

நாம், நமக்குத் தேவையான அனைத்து சத்துகளும் கிடைக்கும் வகையிலும், உடலுக்குத் தேவையான சக்தியைப் பெறும் வகையிலும் உணவுப்பொருள்களைத் தேர்ந்தெடுத்துச் சாப் பிட வேண்டும்.

சக்தி மையங்கள்

அடுத்து, ஒவ்வொரு சத்து பற்றியும் சுருக்கமாகப் பார்ப் போம்.

கார்போஹைட்ரேட்:

இந்தச் சத்து, பெரும்பாலான தானிய வகைகளில் உள்ளது. இதை மாவுச் சத்து என்றும் சொல்லலாம். இந்தச் சத்தின் மூலமாகத்தான் நாம் வேலை செய்வதற்கான 'சக்தி' கிடைக்கிறது. மாவுச் சத்தில் பல வகைகள் உள்ளன. அவற்றைப் பற்றி பிறகு பார்க்கலாம்.

புரதச் சத்து:

பெரும்பாலான பருப்பு வகைகள், விலங்கு மற்றும் மாமிச உணவுகளில் புரதச் சத்து மிகுதியாக உள்ளது. இந்தச் சத்து மனித உடல் வளர்ச்சி அடைவதற்கும், திசுக்கள் உருவா வதற்கும், 'சிசு' வளர்ச்சிக்கும் மிகவும் அவசியமானதாகும்.

கொழுப்புச் சத்து:

உடலில் சேமித்து வைக்கப்படும் சக்தியாக இது இருக்கிறது. உடலுக்குத் தேவையான முக்கியமான கொழுப்பு அமிலங் களைத் தருவதற்கும் இது துணை செய்கிறது. மேலும், உடலில் வைட்டமின் E சேர்வதற்கும் கொழுப்புச் சத்து உதவி செய்கிறது. கொழுப்பில் கரையும் வைட்டமின்கள் உட்கிரகிக்கப்படவும் இது உதவுகிறது.

உடலின் தேவைகளுக்கு ஏற்ற அளவில் கார்போஹைட்ரேட் கிடைக்காவிட்டால், உடலுக்குத் தேவையான 'சக்தி' கிடைப்பதில் பிரச்னை ஏற்படும். அது போன்ற நேரங்களில்,

உடலிலுள்ள கொழுப்பு மற்றும் புரதங்களே, உடலுக்குத் தேவையான சக்தியை வழங்குகின்றன. எனவேதான், இவை மூன்றையும் சக்தி மையங்கள் என்று குறிப்பிடுகிறோம்.

வைட்டமின்கள்:

வைட்டமின்களை, நீரில் கரையும் வைட்டமின்கள், கொழுப்பில் கரையும் வைட்டமின்கள் என இரு பெரும் பிரிவுகளாகப் பிரிக்கலாம்.

நீரில் கரையும் வைட்டமின்களில் நிக்கோடினிக் அமிலம், ஃபோலிக் அமிலம், வைட்டமின் C ஆகியவை அடங்கும். வைட்டமின் A, வைட்டமின் D, வைட்டமின் E, வைட்டமின் K ஆகியவை கொழுப்பில் கரையும் வைட்டமின்கள் வகையைச் சார்ந்தவை.

தாது உப்புகள்:

மனித உடலுக்குத் தேவைப்படும் தாது உப்புகள் சுமார் 24 இருக்கின்றன. கால்சியம், பாஸ்பரஸ், இரும்பு, துத்தநாகம், சோடியம், பொட்டாஷிம், கோபால்ட், மெக்னீஷியம் ஆகியவை அவற்றுள் முக்கியமானவை.

வைட்டமின்களும், தாது உப்புகளும் நம் அன்றாட வாழ்வில், செல்களில், திசுக்களில், உறுப்புகளில், உடலில் நடைபெறும் எண்ணற்ற வினைகளுக்குக் காரணமாக இருக்கின்றன.

தண்ணீர்:

உணவில்லாமல் பல நாள்கள் உயிருடன் வாழ முடிகிற நம்மால், நீர் இல்லாமல் சில நாள்கள்கூட வாழ முடியாது. நீரின் பயன்பாடு அந்த அளவுக்கு அத்தியாவசியமானது. நாம் உண்ணும் உணவு ஜீரணமாகவும், அதில் உள்ள சத்துகள் உட்கிரகிக்கப்படவும் நீர் மிக அவசியம். ரத்தம், செல், திசு என உடல் முழுவதும் நிறைந்திருப்பது நீர்தான். குறிப்பிட்டுச் சொல்ல வேண்டும் என்றால், நமது உடல் எடையில் 55 சதவீதம் முதல் 70 சதவீதம் வரை இருப்பது தண்ணீர்தான்.

உணவில் உள்ள சத்துகள் பற்றிப் பார்த்தாயிற்று. அடுத்து, மாவுச் சத்து மூலமாகத்தான் நம் உடலுக்குச் சக்தி

கிடைக்கிறது என்பதால் அதைப் பற்றி இன்னும் கொஞ்சம் விரிவாகத் தெரிந்துகொள்வோம்.

மாவுச் சத்தில் இருந்து எப்படி சக்தி கிடைக்கிறது?

மாவுச் சத்து, உடலில் அதாவது நம் குடலில் ஜீரணமாகி, குளுக்கோஸ் என்ற சர்க்கரைப் பொருளாக உட்கிரகிக்கப்படு கிறது. இது ரத்த ஓட்டத்தில் சேர்க்கப்பட்டு உடலில் உள்ள எல்லா அணுக்களுக்கும் அனுப்பிவைக்கப்படுகிறது. அங்கு, அந்த குளுக்கோஸ் எரிக்கப்பட்டு நமக்குத் தேவையான சக்தி கிடைக்கிறது.

நமக்கு, உணவில் இருந்து ஒரேவகையான கார்போ ஹைட்ரேட் கிடைப்பதில்லை. உணவில் பல்வேறு வகைகள் இருப்பதுபோல், அதில் இருந்து கிடைக்கும் கார்போ ஹைட்ரேட்டிலும் பல வகைகள் இருக்கின்றன.

எளிய சர்க்கரை:

நாம் சாப்பிடும் உணவு, முதலில் எளிய சர்க்கரையாகத்தான் உட்கிரகிக்கப்படுகிறது. குளுக்கோஸ், ஃப்ரக்டோஸ், கேலக்டோஸ் ஆகியவை எளிய சர்க்கரை வகையைச் சேர்ந்தவை.

இரண்டாம் நிலை சர்க்கரை:

இவை 'டைசாக்கிரைடுகள்' (DISAACCHARIDES) என்று அழைக்கப்படுகின்றன. சுக்ரோஸ், மால்டோஸ், லாக்டோஸ் ஆகியவை இந்த வகையின் கீழ் வருகின்றன.

மூன்றாம் நிலை சர்க்கரை:

இவை பாலிசாக்ரைடுகள் (POLYSACCHARIDES) என்று அழைக்கப்படுகின்றன. ஸ்டார்ச், டெக்ஸ்டிரின்ஸ், கிளைக் கோஜென் ஆகியவை பாலிசாக்ரைடுகள் வகையைச் சார்ந்தவை.

மேலே சொல்லப்பட்ட மூன்று வகையான கார்போஹைட் ரேட் பற்றியும் சில முக்கியமான விஷயங்களை அடுத்து பார்ப்போம்.

எளிய சர்க்கரை வகைகள்

குளுக்கோஸ்:

பழங்களிலும், தேனிலும் இந்த எளிய வகை சர்க்கரை அதிக அளவில் இருக்கிறது.

ஃப்ரக்டோஸ்:

இதுவும், பழங்கள் மற்றும் தேனில் அதிகமாக இருக்கிறது. இந்தச் சத்து, குளுக்கோஸாக மாற்றப்பட்டு உட்கிரகிக்கப் படுகிறது.

கேலக்டோஸ்:

இந்த எளிய வகை சர்க்கரைச் சத்து, பெரும்பாலும் உணவுகளில் தனித்து இருப்பதில்லை. ஆனால், பாலில் 'குளுக்கோஸ்' சத்துடன் சேர்ந்து 'லாக்டோஸ்' என்ற நிலை யில் இருக்கும். இதுவும், குளுக்கோஸாக மாற்றப்பட்டு உட்கிரகிக்கப்படுகிறது.

இரண்டாம் நிலை சர்க்கரைகள்

சுக்ரோஸ்:

டைசாக்ரைடு வகையைச் சேர்ந்த சுக்ரோஸ்,கரும்பில் அதிக மாக இருக்கிறது. அதேபோல் பதநீரிலும், பீட்ரூட்டிலும் அதிகமாக உள்ளது. சில வகை பழங்களிலும் இந்தச் சத்து இருக்கிறது. சுக்ரோஸில், குளுக்கோஸ் மற்றும் ஃப்ரக் டோஸ் ஆகிய இரண்டு எளிய சர்க்கரைகள் சேர்ந்திருக்கும்.

லாக்டோஸ்:

இது, பாலில் அதிகமாக இருக்கிறது. இதில், குளுக்கோஸ் மற்றும் கேலக்டோஸ் என்ற இரண்டு எளிய சர்க்கரைகள் சேர்ந்திருக்கும். உடலுக்குள் லாக்டோஸ் ஜீரணிக்கப்பட்டு, மீண்டும் குளுக்கோஸ் மற்றும் கேலக்டோஸாக மாற்றப்படும்.

மால்டோஸ்:

இவ்வகை டைசாக்ரைடு, முளைகட்டிய தானியங்களில் மிகுதியாக இருக்கும். இரண்டு குளுக்கோஸ் சேர்ந்ததுதான் மால்டோஸ்.

மூன்றாம் நிலை சர்க்கரைகள்

ஸ்டார்ச்:

இவ்வகை கார்போஹைட்ரேட் பல்வேறு தானியங்களில் மிகுதியாக இருக்கிறது. அரிசி, கோதுமை ஆகியவற்றிலும், பல கிழங்கு வகைகளிலும் மிக அதிகமாக இருக்கிறது. 'ஸ்டார்ச்' வெள்ளை நிறத்தில் மாவு போன்று இருக்கும். இது நீரில் கொதிக்கும்போது, 'பிசின்'போல் ஆகும். ஒவ்வொரு ஸ்டார்ச்சிலும் எண்ணற்ற குளுக்கோஸ் மூலகங்கள் ஒன்று சேர்ந்து இருக்கும். ஸ்டார்ச் ஜீரணமடைந்தால், அதில் இருந்து குளுக்கோஸ் வெளிப்படும்.

டெக்ஸ்டிரின்ஸ்:

இவ்வகை கார்போஹைட்ரேட், தானியங்களிலும் காய்கறிகளிலும் உள்ளது. ஸ்டார்ச் கொஞ்சம்போல் எளிய சர்க்கரையாக மாறும் நிலைதான் டெக்ஸ்டிரின்ஸ்.

கிளைக்கோஜென்:

இது, விலங்கு உணவில் இருந்து பெறப்படும் கார்போஹைட்ரேட் வகையாகும். ஆடு, மாடு, பன்றி, கோழி போன்ற உயிரினங்களில், குளுக்கோஸானது 'கிளைக்கோஜென்' என்ற பொருளாக மாறி அவற்றின் தசையிலும், கல்லீரலிலும் சேமித்துவைக்கப்பட்டிருக்கும். நாம் விலங்குகளின் இறைச்சியைச் சாப்பிடும்போது நமது உடலில் கிளைக்கோஜென் சேர்கிறது.

எண்ணற்ற குளுக்கோஸ் மூலக்கூறுகள் சேர்ந்துதான் கிளைக்கோஜென் உருவாகிறது. இது ஜீரணமடையும்போது குளுக்கோஸாக மாறுகிறது.

சத்துகள் பற்றியெல்லாம் சொல்லிவிட்டு நீரிழிவு நோய் பற்றி எதையுமே சொல்லவில்லையே என்கிறீர்களா? வாருங்கள் அடுத்த அத்தியாயத்துக்கு.

3

நீரிழிவும் உணவும்

நீரிழிவு நோய் தொடர்பான தகவல்களுக்குப் போவதற்கு முன், முந்தைய அத்தியாயத்தில் சொல்லப்பட்ட விஷயங்களைக் கொஞ்சம் நினைவுபடுத்திக்கொள்வோம்.

நாம் உண்ணும் உணவில் கார்போஹைட்ரேட் என்கிற மாவுச் சத்து இருக்கிறது. அந்த மாவுச் சத்து குடலில் குளுக்கோஸ் என்ற சர்க்கரைச் சத்தாக மாற்றப்பட்டு ரத்தம் மற்றும் உடலின் அனைத்துப் பகுதிகளுக்கும் அனுப்பப்படு கிறது. அங்கு குளுக்கோஸ் எரிக்கப்பட்டு அதில் இருந்து உடலுக்குத் தேவையான சக்தி பெறப் படுகிறது.

இந்த இடத்தில் இன்னொரு தகவலையும் சொல்ல வேண்டும்.

அதாவது, குளுக்கோஸ் சத்தானது தானாக எரிந்து சக்தியைத் தருவதில்லை. நமது உடலில் உள்ள கணையத்தில் லாங்கர்ஹான் திட்டுகள் எனப்படும் செல் தொகுப்பு உள்ளது. இதில் உள்ள பீட்டா செல்கள் இன்சுலின் என்கிற

ஹார்மோனைச் சுரக்கின்றன. இந்த ஹார்மோன்தான் குளுக் கோஸை எரித்து உடலுக்குத் தேவையான சக்தியைக் கொடுக் கிறது.

ஆக, நமது உடலில் சேரும் சர்க்கரைச் சத்து, உடல் இயக் கத்துக்கான எரிபொருளாக மாற வேண்டும் என்றால் இன்சு லின் சுரப்பு தொடர்ச்சியாக நடைபெற வேண்டும். கணையம் பாதிக்கப்பட்டு அதனால் இன்சுலின் உற்பத்தி நடைபெறா மல் போனாலோ அல்லது ஏதோ ஒரு காரணத்தால் போது மான அளவு இன்சுலின் கிடைக்காமல் போனாலோ, குளுக்கோஸ் எரிக்கப்பட்டு சக்தியை உருவாக்கும் வேலை நடக்காது. இதனால், ரத்தத்தில் சர்க்கரையின் அளவு கூடிக்கொண்டே போகும். இந்நிலையைத்தான் 'நீரிழிவு' அல்லது 'சர்க்கரை' அல்லது ஆங்கிலத்தில் 'டயாபடீஸ்' நோய் என்று சொல்கிறோம்.

நீரிழிவு நோயில் நிறைய வகைகள் இப்போது கண்டறியப் பட்டிருந்தாலும், டைப்-1, டைப்-2 வகைகள்தான் மிகப் பரவலாகக் காணப்படுகின்றன.

டைப்-1 என்பது இளம் வயதினருக்கு ஏற்படும் நீரிழிவு. இது இன்சுலின் ஊசியால் மட்டுமே கட்டுப்படும். ஏனெனில், இவர்களுடைய உடலில், இன்சுலினைச் சுரக்கும் செல்கள் முற்றிலுமாகவே அழிந்திருக்கும்.

நமது உடலில் உள்ள எதிர்ப்புச் சக்திக்கு வெள்ளை அணுக்கள்தான் பொறுப்பு. இவை, இன்சுலினைச் சுரக்கும் பீட்டா செல்களை அந்நியப் பொருள்களாகக் கருதி அழித்து விடுகின்றன. இதனால் ஏற்படுவதுதான் டைப்-1 வகை நீரிழிவு நோய்.

இந்த வகை நீரிழிவால் பாதிக்கப்பட்டவர்கள் பெரும்பாலும் உடல் எடை குறைந்து காணப்படுவார்கள்.

அடுத்ததாக, டைப்-2 வகை நீரிழிவு நோய், நடுத்தர வயதுடையவர்களையும், வயது முதிர்ந்தவர்களையும்தான் பெருமளவு பாதிக்கிறது. உடல் பருமன், பரம்பரை போன்றவற்றின் அடிப்படையில்தான் இந்த நோய் தாக்கு கிறது. இந்நோய் தாக்கியவர்களின் உடலில் போதுமான அளவு இன்சுலின் சுரப்பு இருந்தாலும் அதன் செயல்திறனில்

குறைபாடு காணப்படும் அல்லது தேவையான அளவை விடக் குறைவாகவே இன்சுலின் சுரப்பு இருக்கும்.

டைப்-2 வகையால் பாதிக்கப்பட்டவர்களில் பெரும்பாலான வர்கள் தொப்பையும் தொந்தியுமாகக் காணப்படுவார்கள். உடல் எடையும் இயல்பாக இருக்க வேண்டிய அளவைவிட அதிகமாக இருக்கும்.

இத்தகைய நோயாளிகளுக்கு இன்சுலினை அதிகமாகச் சுரக்கச் செய்யும் மருந்துகளையும், அதன் செயல்பாட்டை அதிகரிக்கச் செய்யும் மருந்துகளையும் கொடுக்க வேண்டி யிருக்கும். தேவைப்பட்டால் இன்சுலின் ஊசியையும் போட்டுக்கொள்ள வேண்டும்.

இன்சுலின் இல்லாமல்போவது அல்லது குறைவாகச் சுரப்பது என ஏதோ ஒரு காரணத்தால், சர்க்கரைச் சத்து எரிக்கப் படுவதில்லை. எனவே, மேலே சொன்ன இரண்டு வகை யிலுமே, நோயாளிகளின் ரத்தத்தில் சர்க்கரையின் அளவு அதிகமாக இருக்கும். இதைக் கட்டுப்படுத்தத்தான் 'இன்சுலின்' ஊசியையோ, மருந்துகளையோ பயன்படுத்துகிறோம்.

ஆனால், என்னதான் இன்சுலின் ஊசி போட்டாலும், மருந்து களை சாப்பிட்டாலும், உணவுக் கட்டுப்பாடு இல்லையென்றால், ரத்தத்தில் சர்க்கரையின் அளவு கட்டுப்படாது.

இதைப் புரிந்துகொள்ள வேண்டும் என்றால் மாவுச் சத்து நமது உடலில் ஜீரணமடைந்து எத்தகைய மாற்றங்களுக்கு ஆளாகிறது என்பதை இன்னும் சற்று விரிவாகப் பார்க்க வேண்டும்.

நீரிழிவு இல்லாதவர்களின் உடலில் கார்போஹைட்ரேட்:

சாப்பிடும் உணவில் உள்ள கார்போஹைட்ரேட், ஜீரண மண்டல உறுப்புகளால் ஜீரணிக்கப்பட்டு குளுக்கோஸாக மாற்றப்படுகிறது. இது சிறுகுடலால் உட்கிரகிக்கப்பட்டு, ரத்த ஓட்டத்தை அடையும். அதன்மூலம் உடலின் பல்வேறு உறுப்புகளுக்கும் குளுக்கோஸ் சென்றடையும். இந்த குளுக்கோஸ், இன்சுலினால் எரிக்கப்பட்டு உடலில் உள்ள அனைத்து செல்களுக்குத் தேவையான சக்தியாக வழங்கப் படுகிறது.

உடலின் சக்திக்குப் பயன்பட்டதுபோக மீதமுள்ள குளுக்கோஸ், கிளைக்கோஜென் என்ற பொருளாக கல்லீரலிலும், தசைகளிலும் சேமித்து வைக்கப்படும். சராசரி மனித உடலில் இது 500 கிராம் வரை இருக்கும். நாம் சாப்பிடாமல் பட்டினியாக இருக்கும் சமயத்திலும், விரதம், நோன்பு போன்ற சமயங்களிலும், உடலில் சேர்த்துவைக்கப்பட்டிருக்கும் கிளைக்கோஜென்தான் குளுக்கோஸாக மாற்றப்பட்டு ரத்த ஓட்டத்தை அடைந்து உடலுக்குத் தேவைப்படும் சக்தியைத் தரும்.

ரத்தத்தில் இருந்து குளுக்கோஸை கிளைக்கோஜென்னாக மாற்றவும், கல்லீரலில் உள்ள கிளைக்கோஜென்னை குளுக்கோஸாக மாற்றவும் உடலில் பல்வேறு வினைகள் நடைபெறுகின்றன. அவற்றின் மூலமாக இந்த மாற்றங்கள் மிக வேகமாக நிகழ்கின்றன.

தேவையான அளவு சர்க்கரைச் சத்து பயன்படுத்தப்பட்டு மீதமுள்ள சர்க்கரை சேமித்துவைக்கப்படுவதால் நீரிழிவு நோய் இல்லாதவர்களின் உடலில் சர்க்கரையின் அளவு அதிகமாவதில்லை.

சாப்பிடாமல் இருக்கின்ற காலைப்பொழுது 110 மி.கி./ டெசிலிட்டர் என்ற கணக்கில்தான் அவர்களின் ரத்தத்தில் சர்க்கரையின் அளவு இருக்கும். உணவு சாப்பிட்ட பிறகு 2 மணி நேரத்தில் அதன் அளவு 140 மி.கி./ டெசிலிட்டர் என்ற அளவில் இருக்கும்.

ஆக, நீரிழிவு நோய் இல்லாதவர்கள், என்ன சாப்பிட்டாலும், எவ்வளவு சாப்பிட்டாலும், (இன்சுலினின் செயல்பாடும், அளவும் ஆரோக்கியமாக இருக்கும்நிலையில்) போதுமான அளவு குளுக்கோஸே பயன்படுத்தப்படும். மீதமுள்ளது சேமிக்கப்படும். இதனால், ரத்தத்தில் சர்க்கரையின் அளவு மேலே குறிப்பிட்ட அளவிலேயே சீராக இருக்கும். அதில் பெரிய மாற்றங்கள் ஏற்படாது.

நீரிழிவு நோயால் பாதிக்கப்பட்டவர்களின் உடலில் கார்போஹைட்ரேட் :

சாப்பிடும் உணவில் உள்ள கார்போஹைட்ரேட் குளுக்கோஸாக மாற்றப்பட்டு ரத்த ஓட்டத்தை அடையும் வரை,

நீரிழிவு நோயாளிகளுக்கும் எல்லாம் சரியாகத்தான் நடை பெறுகிறது. அதன்பிறகுதான் பிரச்னையே ஆரம்பிக்கிறது.

உணவு சாப்பிட்ட பிறகு இயல்பாகவே ரத்தத்தில் குளுக்கோஸின் அளவு அனைவருக்கும் அதிகரிக்கும். அதன் அளவு குறைந்து சீரான நிலைக்கு வர வேண்டும் என்றால், ரத்தத்தில் உள்ள குளுக்கோஸை எரித்து சக்தியாக மாற்ற இன்சுலின் களமிறங்கியாக வேண்டும். நீரிழிவு நோய் இல்லாதவர்களின் உடலில் அதுதான் நடக்கிறது.

ஆனால், நீரிழிவு நோயாளிகளுக்கு இன்சுலின் சுரக்காமல் போவதாலோ (டைப்-1 வகை பிரச்னை) அல்லது அதன் செயல்திறனில் உள்ள குறைபாட்டினாலோ (டைப்-2 வகை பிரச்னை) சர்க்கரைச் சத்து (குளுக்கோஸ்) எரிக்கப்படுவதில்லை. இதன்காரணமாக, ரத்தத்தில் குளுக்கோஸின் அளவு மெல்ல மெல்ல அதிகரித்துக்கொண்டே வருகிறது. அதோடு, அதிகப்படியான குளுக்கோஸும் கிளைக்கோஜென்னாக மாற்றப்படுவதிலும் சிக்கல்கள் ஏற்படுகின்றன.

எனவே, ரத்தத்தில் உள்ள சர்க்கரையின் அளவு எந்த விதத்திலும் குறைவதற்கான வழியில்லாமல் அதிகமாகிக் கொண்டே வந்து உடலில் பல்வேறு பாதிப்புகளை ஏற்படுத்திவிடுகிறது.

அதிகப்படியான சர்க்கரை ரத்த நாளங்களையும், திசுக்களையும் சிதைத்து கண், சிறுநீரகம், இதயம், நரம்புகள் என அனைத்து உறுப்புகளையும் கடுமையாகப் பாதிக்கிறது.

ரத்தத்தில் சர்க்கரையின் அளவைக் கட்டுப்படுத்த வேண்டும் என்றால் மூன்று வழிகளில் நாம் இயங்கியாக வேண்டும். இன்சுலின் மருந்துகளை எடுத்துக்கொள்வதன் மூலம் அதிகப் படியான சர்க்கரை பயன்படுத்தப்படுகிறது. ஒருபுறம், மருந்துகள் மூலம் சர்க்கரையின் அளவைக் குறைத்துக் கொண்டே வந்தாலும், உணவின் வழியாக உடலில் சர்க்கரைச் சத்து சேர்ந்துகொண்டே இருந்தால் அதன் அளவைக் கட்டுப்படுத்தவே முடியாது.

எனவே, உடலில் அவ்வளவாக சர்க்கரைச் சத்தைச் சேர்க்காத உணவுகளாகத் தேர்ந்தெடுத்து சாப்பிட வேண்டும். உடற்பயிற்சி செய்ய வேண்டும். இந்த மூன்று வழிகளையும்

முறையாகப் பின்பற்றினால்தான் சர்க்கரையைக் கட்டுக்குள் வைத்திருக்க முடியும்.

இதுவரை சொன்ன தகவல்களின் அடிப்படையில், உணவுக் கட்டுப்பாட்டின் அவசியத்தை நீங்கள் புரிந்துகொண்டிருப் பீர்கள் என்று நினைக்கிறேன்.

நமது உணவுப் பழக்கம் எப்படி அமைந்திருக்கிறது, நீரிழிவு நோயாளிகள் அதில் எத்தகைய மாற்றங்களை, கட்டுப்பாடு களை மேற்கொள்ளலாம் என்பதை அடுத்ததாகப் பார்க் கலாம்.

4

நல்லதும் கெட்டதும்

நம் நாட்டு உணவுமுறை மற்றும் உணவுப் பழக்க வழக்கத்தைப் பற்றி உங்களுக்குப் புதிதாக சொல்ல வேண்டியதில்லை. நீரிழிவு நோயின் தீவிரத்தை அதிகப்படுத்தக்கூடிய அளவில்தான் நமது உணவுமுறை அமைந்திருக்கிறது என்றால் அது மிகையில்லை.

வட மாநிலங்களில் கோதுமை, மைதா ஆகிய வற்றை உணவில் அதிகமாகச் சேர்த்துக்கொள் கிறார்கள். ஆனால், தென்னிந்தியாவில் அரிசியை அதிகமாகச் சாப்பிடுகிறார்கள். பொதுவாகவே, நமது இந்திய உணவுகளில் மாவுச் சத்து அதிகமாக உள்ளது. அதேபோல், மிகவும் காரமான உணவுகளையே நாம் சாப்பிடுகிறோம்.

அதேசமயம், உடலுக்கு நன்மை தரக்கூடிய காய்கறிகள், பழங்கள், கீரைகள் ஆகியவற்றை நாம் அதிகமாகச் சேர்த்துக்கொள்வதில்லை. அவற்றை தீண்டத்தகாதவையாகவே நாம் இன்றும் நினைத்துக் கொண்டிருக்கிறோம்.

மாவுச் சத்து மிகுந்த உணவுகள், ரத்தத்தில் குளுக்கோஸின் அளவை எளிதில் அதிகப்படுத்தக்கூடியவை. ஆனால், அது புரியாமல் மூன்று வேளையும் அத்தகைய உணவுகளையே நாம் சாப்பிட்டு வருகிறோம். நீரிழிவு நோயாளிகள், இதே உணவு முறையைப் பின்பற்றினால் அவர்களின் ரத்தத்தில் சர்க்கரையின் அளவு அபரிதமாக உயர்ந்துவிடும். எனவே தான், நாம் உணவுக் கட்டுப்பாட்டில் அதீத கவனத்தோடு இருக்க வேண்டியிருக்கிறது.

வெளிநாடுகளில், குறிப்பாக மேற்கத்திய நாடுகளில் காரம் குறைவான உணவுகளையே சாப்பிடுகிறார்கள். அதோடு, அவர்களுடைய உணவுகளில் மாவுச் சத்து உள்ள பொருள் களும் குறைவு. மேலும், அவர்கள் உணவின் மூலமாகக் கிடைக்கும் சக்தியை அளவிட்டு அதற்கேற்றபடி சாப்பிடு வார்கள். ஆனால், இந்தியர்களுக்கு அந்தப் பழக்கமெல்லாம் இல்லை. காசில் கவனமாக இருப்போமே தவிர, கலோரியில் நாம் கவனமாக இருப்பதில்லை.

முன்பெல்லாம், மேற்கத்திய நாடுகளில் மது அதிகமாக அருந்துவார்கள். நமது நாட்டில் அது குறைவாக இருந்தது. ஆனால், நாளடைவில் இங்கு குடிப்பவர்களின் எண்ணிக்கை அதிகரித்துவிட்டது.

வெளிநாட்டினருக்கு மது என்றால் நம்மவர்களுக்கு டீ, காபி. அடிக்கடி டீ, காபி குடிக்கவில்லை என்றால் நம்மவர்களுக்கு தலையே வெடித்துவிடும். வீட்டில் இருக்கும்போதும் குடிப்பார்கள். வெளியில் செல்லும்போதும் குடிப்பார்கள். நண்பர்கள், உறவினர் வீடுகளுக்குச் செல்லும்போதும் காபியோ அல்லது டீயோ அவர்களுக்குக் கொடுக்கப்படும். வேண்டாம் என்றால் விடமாட்டார்கள். இப்போதுதான் குடித்தேன் என்றாலும், 'பரவாயில்லை, வெறும் தண்ணீர் தானே என்ன செய்யும்?' என்பார்கள்.

இவர்களுக்குக் கலாசாரமும், உபசரிப்பும், பிடிவாதமும், பாரம்பரியமும்தான் முக்கியம். உடம்பைப் பற்றியெல்லாம் கவலையில்லை. ஆனால், நோயாளிகள் அப்படி இருக்கக் கூடாது. இந்த விஷயத்தில் அவர்கள் மிகவும் எச்சரிக்கை யாக இருக்க வேண்டும்.

இதுபோன்று அடிக்கடி காபி, டீ போன்ற பானங்கள் குடிப்பதைத் தவிர்த்துவிட வேண்டும். அப்படியே குடிக்க நேர்ந்தாலும், (ஓரிரு முறை) அதில் பால் சேர்க்காமல், இனிப்பு சேர்க்காமல் குடிப்பது நல்லது.

ஓவர் உப்பு வேண்டாம்

சாதாரணமானவர்களைவிட நீரிழிவு நோயாளிகள் தங்களது உணவில் உப்பைக் குறைத்துக்கொள்வது நல்லது. தினந்தோறும் நமக்கு 4.6 கிராம் வரை உப்பு தேவைப்படும். இதனை, நாம் சாப்பிடும் உணவின் மூலமாகப் பெறுகிறோம்.

இட்லி, தோசை என காலையில் சாப்பிடும் டிபன் வகைகளைத் தயார் செய்யும்போது, அதற்கான மாவில் உப்பு போடப்படுகிறது. அதற்குத் தொட்டுக்கொள்ள தேங்காய் சட்னி, வெங்காய சட்னி, புதினா சட்னி, தக்காளி சட்னி, கார சட்னி என்று விதவிதமாகத் தயார் செய்கிறோம். அவற்றிலும் உப்பு பிரதான இடம் பெறுகிறது. மதிய உணவின் போதும், குழம்பு, கூட்டு வகைகளிலும் உப்பு போடப்படுகிறது. மேலும், மோர், தயிர் சாப்பிடும்போதும் உணவோடு உப்பு போட்டுக்கொள்கிறோம்.

இதேபோல், இரவில் சப்பாத்தி, பூரி என்றாலும் இட்லி, தோசை என்றாலும் சாதம் என்றாலும் பலவகைகளிலும் உப்பு சேர்த்துக்கொள்ளப்படுகிறது.

மேலும், ஊறுகாய், அப்பளம், வற்றல் ஆகியவற்றையும் நாம் மதிய உணவோடு அதிகம் பயன்படுத்துகிறோம். அசைவப் பிரியர்கள், மதிய உணவில் கருவாடு சேர்த்துக் கொள்வார்கள்.

இந்த வகை உணவுப் பொருள்களில் உப்பு அதிகம். எனவே, நீரிழிவு நோயாளிகள் கண்டிப்பாகத் தங்களது உணவில், ஊறுகாய், அப்பளம், வற்றல், கருவாடு போன்றவற்றைத் தவிர்த்துவிடுவது நல்லது. மேலும், காலை முதல் இரவு வரை சாப்பிடும் உணவுகளில் உப்பின் அளவை வழக்கமான அளவைவிடவும் குறைவாகப் பயன்படுத்துவது நல்லது.

நீரிழிவு நோயாளிகளுக்கு 'ரத்த அழுத்தம்' நல்ல கட்டுப்பாட்டில் இருக்க வேண்டும். அப்போதுதான் பின்விளைவு

களும், பாதிப்புகளும் ஏற்படாது. அதற்கு உணவு முறையில் இத்தகைய உப்புக் கட்டுப்பாடு மிகவும் அவசியம்.

கொழுப்பைக் குறைக்கலாம்

மாமிச உணவைச் சாப்பிடும்போது மாமிசங்களின் தோல் மற்றும் அதன் அடியில் இருக்கும் கொழுப்பைத் தவிர்த்து விடுவது நல்லது. தவிர, மூளை, கல்லீரல், சிறுநீரகம், இதயம் ஆகியவற்றையும் தவிர்த்துவிட வேண்டும். ஏனெனில், இவற்றில் கொழுப்புச் சத்து அதிகமாக இருக்கும்.

விலங்கினங்களில் கார்போஹைட்ரேட் சத்து, கிளைக்கோ ஜென்னாகச் சேமித்து வைக்கப்பட்டிருக்கும். அவற்றைச் சாப்பிடுவதால், உடலில் அதிகமான கலோரி சேர்ந்து வேண் டாத விளைவுகள் ஏற்படும். எனவே, மாமிச உணவு வகை களை சர்க்கரை நோயாளிகள் சாப்பிடாமல் இருப்பது நல்லது.

ஆனால், அசைவம் சாப்பிட்டே ஆக வேண்டும் என்று விரும்பும் நீரிழிவு நோயாளிகள் கடல் மீன்களைச் சேர்த்துக் கொள்ளலாம். குறிப்பாக சால்மன், டூனா, வஞ்சிரம் வகை மீன்களைச் சாப்பிடலாம். இவற்றின் மூலம் உடலுக்கு புரதச் சத்து கிடைக்கும். மேலும், இதய ஆரோக்கியத்துக்கும் இவை உதவி செய்யும். இவ்வகை மீன்களில் இருந்து கிடைக்கும் கொழுப்பு அமிலங்களும் உடலுக்கு நன்மை தரக்கூடியவையே. அதோடு, இவ்வகை உணவால் ரத்தத்தில் குளுக்கோஸின் அளவு அதிகரிப்பதில்லை.

முட்டை சாப்பிடலாமா?

நீரிழிவு நோயாளி, மாமிசம் சாப்பிடுபவராக இருந்தால் அவர் கேட்கும் முதல் கேள்வி, 'நான் முட்டை சாப்பிட லாமா?' என்பதுதான். நீரிழிவு நோயாளிகள், முட்டையில் உள்ள வெள்ளைக் கருவை அவ்வப்போது சாப்பிடலாம். ஆனால், மஞ்சள் கருவை கண்டிப்பாகத் தவிர்த்துவிட வேண்டும். ஏனெனில், அதில் கொழுப்புச் சத்து (கொலஸ் டிரால்) அதிகம்.

மஞ்சள் கருவில் வைட்டமின் A, B, D ஆகியவை இருந்த போதிலும் அதிகமான கொழுப்புச் சத்தால், நீரிழிவு நோயாளிகளுக்கு, ரத்தத்தில் கொலஸ்டிராலின் அளவு அதி

கரித்துவிடும். அது, ரத்த நாளங்களில் படிந்து இதயத்தைப் பாதிக்கும். எனவே, மஞ்சள் கருவை வைத்துத் தயாரிக்கப் படும் எந்த உணவையும் இவர்கள் தவிர்த்துவிடுவது நல்லது. அதேசமயம், முட்டையில் உள்ள வெள்ளைக் கருவில், அதிக புரதச் சத்து இருப்பதால், அதைத் தைரியமாகச் சாப் பிடலாம். அதனால் எந்தப் பாதிப்பும் இல்லை. மேலும், வெள்ளைக் கருவின் மூலம் வைட்டமின் 'பி' காம்ளக்ஸ் சத்தும் கிடைக்கிறது.

எந்த பழம் ஏற்ற பழம்?

உலர்ந்த பழங்களில் சர்க்கரைச் சத்து அதிகமாக இருக்கும். எனவே, அவற்றை சர்க்கரை நோயாளிக்குக் கொடுக்கக் கூடாது. குறிப்பாக, கிஸ்மிஸ் பழம் (உலர் திராட்சை), பேரிச்சம் பழம் போன்றவற்றைத் தவிர்த்துவிட வேண்டும். மேலும், அனைத்து வகையான வாழைப்பழம், பலாப்பழம், சப்போட்டா, மாம்பழம், திராட்சை ஆகியவற்றையும் தவிர்த்துவிடுவது நல்லது.

சில பழ வகைகளைக் குறைந்த அளவு உண்பதால், ரத்தத்தில் சர்க்கரையின் அளவு அதிகரிக்காது. அதே நேரம், அவற்றின் மூலம் உடலுக்குத் தேவையான வைட்டமின்கள், தாது உப்புகள், நார்ச் சத்து ஆகியவை கிடைக்கும்.

அந்தவகையில், ஆப்பிள் பப்பாளி, தர்பூசணி, சாத்துக்குடி, ஆரெஞ்சு போன்ற பழங்களைச் சாப்பிடலாம்.

குறைந்த அளவு என்றால் எவ்வளவு என்கிற சந்தேகம் வரலாம். உதாரணத்துக்கு, தினமும் ஏதாவது ஒரு பழத்தை உணவோடு சேர்த்துக்கொள்ளப்போகிறீர்கள் என்றால், பெரிய ஆப்பிளாக இருந்தால் பாதி பழத்தைச் சாப்பிடலாம். சிறியது என்றால் முழு பழத்தையும் சேர்த்துக்கொள்ளலாம். பப்பாளி என்றால் 3 அல்லது 4 துண்டுகள் சாப்பிடலாம். கொய்யாப்பழம் என்றால் ஒன்று சாப்பிடலாம். தர்பூசணி என்றால் 100 கிராம் அளவுக்குச் சாப்பிடலாம். சாத்துக்குடி/ ஆரெஞ்சு என்றால் ஒன்று சாப்பிடலாம்.

ஆனால், நோயாளிகள் தங்களது சர்க்கரை அளவைத் தெரிந்து கொண்டு, மருத்துவரின் ஆலோசனையைப் பெற்று இவற்றைச் சாப்பிட வேண்டும்.

நீரிழிவு நோயாளிகள் மோர், எலுமிச்சை பழச்சாறு, தக்காளி பழச்சாறு ஆகியவற்றைக் குடிக்கலாம். ஆனால், எந்தவித இனிப்பும் சேர்க்கக் கூடாது. மேலும், பல்வேறு காய்கறிகள், மற்றும் கீரைகளால் தயாரிக்கப்பட்ட சூப்பையும் இவர்கள் சேர்த்துக்கொள்ளலாம். அவற்றில் எண்ணெய், உப்பு ஆகியவற்றைக் குறைவாகச் சேர்த்துக் கொள்ள வேண்டும். பிற பழச்சாறுகளை குடிக்கக் கூடாது. சிலவகை பழச்சாறுகளைக் குடிப்பதால் ரத்தத்தில் சர்க்கரையின் அளவு அதிகரிக்கும் வாய்ப்பு உள்ளதால் அவற்றைத் தவித்துவிட வேண்டும்.

பல்வேறு பழச்சாறுகளில் இருந்து கிடைக்கும் குளுக் கோஸின் அளவு, புத்தகத்தின் பிற்பகுதியில் கொடுக்கப் பட்டுள்ளது. அதைப்பார்த்து, குறைவான குளுக்கோஸ் தரக் கூடிய பழச்சாறைத் தேர்ந்தெடுத்து குடிக்கலாம். பொது வாக, பழச்சாறுக்குப் பதிலாக பழங்களை அப்படியே சாப் பிடுவது நல்லது. இதனால், உடலில் அதிக சத்துகள் சேராமல் தவிர்க்கப்படுவதுடன், உடலுக்குத் தேவையான நார்ச் சத்தும் கிடைக்கும்.

கொட்டை வகைகளுக்குக் குட்பை

நீரிழிவு நோயாளிகள், கொட்டை வகைகளையும், சக்தி தரும் பருப்பு வகைகளையும் தவிர்த்துவிட வேண்டும்.

வேர்க்கடலை, பாதாம் பருப்பு, முந்திரிப் பருப்பு, பிஸ்தா போன்ற எண்ணெய் வித்துகளில் அதிக அளவு கொழுப்புச் சத்து இருக்கும். அவற்றைத் தின்பதன் மூலம், சர்க்கரை நோயாளிகளுக்கு இதய பாதிப்பு, ரத்த நாள பாதிப்பு போன்றவை ஏற்பட அதிக வாய்ப்பு இருக்கிறது. இதன் தொடர்ச்சியாக அவர்களுக்கு மாரடைப்புகூட ஏற்படலாம்.

அதிகக் கொழுப்புள்ள கொட்டை, பருப்பு வகைகள், மற்றும் எண்ணெய் வித்துகளால், ரத்தத்தில் கொலஸ்டிராலின் அளவு அதிகரித்து விடுகிறது. அதோடு அவை நீரிழிவை கட்டுப் படுத்த எந்த விதத்திலும் உதவுவதில்லை.

இவற்றில், மாவுச் சத்து குறைவுதான் என்றாலும் இவற்றை நீரிழிவு நோயாளிகள் தவிர்த்துவிடுவதே நல்லது.

கீரையும் காய்கறிகளும்

நீரிழிவு நோயாளிகள் தினமும் சாப்பாட்டில் ஏதாவது ஒரு கீரையை கண்டிப்பாகச் சேர்த்துக்கொள்ள வேண்டும். ஏனெனில், இவர்களுக்கு கீரை உணவு மிகவும் சிறந்தது.

கீரை உணவில் சர்க்கரைச் சத்து குறைவாக இருக்கும். அதுவும் குறைந்த அளவே உட்கிரகிக்கப்படும். எனவே, நீரிழிவு நோயாளிகளுக்குக் கீரையால் ரத்தத்தில் சர்க்கரையின் அளவு அதிகமாவதில்லை. இதில், கொழுப்புச் சத்தும் குறைவு. இப்படி, கீரை வகை உணவில் மாவுச் சத்து குறைவாக இருப்பது நீரிழிவு நோயாளிகளுக்கு உகந்ததாகக் கருதப்படு கிறது. அதேசமயம், கீரையில் வைட்டமின்கள், தாது உப்புகள், நார்ச் சத்து போன்றவை அதிகம். இதன் காரணமாக, உட லுக்குப் பல வகைகளிலும் நன்மை கிடைக்கிறது.

நீரிழிவு நோயாளிகள், காய்கறிகளையும் அதிகமாகச் சேர்த்துக் கொள்ள வேண்டும். காய்கறிகளின் மூலமாக உடலில் குறைந்த அளவே சர்க்கரைச் சத்து சேரும். ஆனால், அவற்றின் மூல மாகக் கிடைக்கிற பலன்கள் அதிகம்.

ஐஸ்க்ரீமை மறந்துடுங்க

நீரிழிவு நோயாளிகள், ஐஸ்க்ரீம் சாப்பிடலாமா என்றால், நிச்சயமாகக் கூடாது என்றுதான் சொல்ல வேண்டும். ஐஸ்க்ரீம் தயாரிப்பில் பாலும், பால் ஏடும் அதிக அளவில் பயன்படுத்தப்படுகிறது. அதனால், ஐஸ்க்ரீமில் கொழுப்புச் சத்து அதிகமாக இருக்கும். மேலும் ஐஸ்க்ரீமில் சேர்க்கப் படும் ஜெல்லி, முந்திரிப் பருப்பு, பாதாம் பருப்பு, பிஸ்தா பருப்பு ஆகியவையும், சாக்லேட்டும் அதிக சக்தியைத் தரும் பொருள்களாகும். இவற்றினால், நோயாளிகளின் ரத்தத்தில் குளுக்கோஸின் அளவு அதிகரிக்கும். கொழுப்புச் சத்தும் கூடும். இதன்காரணமாக, நீரிழிவு நோயைக் கட்டுப்பாட்டுக் குள் கொண்டுவரவே முடியாது.

ஐஸ்க்ரீம் சாப்பிடுவதால் பற்சிதைவு ஏற்படுவதற்கும் அதிக வாய்ப்பு இருக்கிறது. அது, நீரிழிவு நோயாளிகளின் சிர மத்தை இன்னும் அதிகமாக்கிவிடும். எனவே, நீரிழிவு நோயாளிகள் கண்டிப்பாக ஐஸ்க்ரீம் சாப்பிடாமல் இருப்பது நல்லது.

நொறுக்குத் தீனிகளுக்குத் தடைபோடுங்கள்

காலை, மதியம், இரவு என மூன்றுவேளையாகப் பிரித்து நாம் உணவு சாப்பிடுகிறோம். இடையிடையே காபி, டீ குடிக்கிறோம். இடையிடையே சிற்றுண்டிகளையும் ஒரு பிடிபிடி பிடிக்காமல் விடுவதில்லை. நீரிழிவு இல்லாதவர்களே இப்படிப்பட்ட சிற்றுண்டிகளைத் தவிர்க்க வேண்டும் என்றால், நீரிழிவு நோயாளிகளைப் பற்றி சொல்லவே தேவையில்லை.

இடைப்பட்ட உணவாகத் தரப்படும் அல்லது உண்ணப்படும் வடை, பஜ்ஜி, பணியாரம், போளி, முறுக்கு, அதிரசம், ரவா லட்டு, மிக்ஸர், பிஸ்கெட், கேக், பல்வேறு 'சிப்ஸ்' வகைகள் உள்ளிட்டவற்றைக் கண்டிப்பாக நீரிழிவு நோயாளிகள் தவிர்த்துவிட வேண்டும். 'நொறுக்குத் தீனி' என்ற பெயரில் உள்ளே தள்ளப்படும் இத்தகைய உணவுகளில் மாவுச் சத்து அதிகமாக இருக்கும். இவற்றைத் தின்பதன் காரணமாக, ரத்தத்தில் குளுக்கோஸின் அளவு அதிகரிக்கும். மேலும், இவற்றில் கொழுப்புச் சத்து அதிகம் உள்ள முட்டை, எண்ணெய் ஆகியவை பயன்படுத்தப்பட்டிருந்தால் ரத்தத்தில் குளுக்கோஸின் அளவு அதிகரிப்பதுடன், கொழுப்புச் சத்தின் அளவும் அதிகரித்துவிடும். இதனால், நீரிழிவு நோயின் பாதிப்பும் அதிகமாகிவிடும்.

ஆனால், மூன்று முக்கிய வேளைகளில் சாப்பிட பிறகும்கூட, ரொம்பவும் பசிக்குது என்று சிலர் சொல்லலாம். இவர்களின் பசி அடங்க வேண்டும், அதேநேரம் இவர்களது ரத்தத்தில் குளுக்கோஸின் அளவும் அதிகரிக்காமல் இருக்க வேண்டும். இந்த இரண்டு தேவைகளையும் பூர்த்தி செய்ய வேண்டும் என்றால், பசி எடுக்கும் சமயங்களில் அதிக மாவுச் சத்து இல்லாத உணவுகளை இவர்கள் எடுத்துக்கொள்ள வேண்டும்.

அப்படிப்பட்ட உணவுப் பொருள்கள் எவை?

அரிசிப் பொரி சாப்பிடலாம். வெள்ளரிக்காயைச் சாப்பிடலாம். மேரி பிஸ்கெட்டும் நல்லதுதான். நிறைய மோர் குடிக்கலாம். ஒரு கொய்யாப்பழம் சாப்பிடலாம். இவற்றால், வயிறு நிறைந்து பசி அடங்குவதுடன், ரத்தத்தில் உள்ள குளுக்கோஸும் கட்டுப்பாட்டில் இருக்கும்.

மது அருந்தலாமா?

பெரும்பாலான மதுபான வகைகளை நீரிழிவு நோயாளிகள் தவிர்த்துவிடுவது நல்லது. மது அருந்துவதால், நீரிழிவு நோய் கட்டுப்படுவதில் சிரமம் ஏற்படும். மதுப் பழக்கத்தின் காரணமாக நரம்பு ரீதியான பாதிப்புகள், கல்லீரல், ஆண்மைக் குறைபாடு போன்ற பிரச்னைகள் ஏற்படும்.

பெரும்பாலான மது வகைகள், தானியங்கள் மற்றும் பழங்களில் இருந்துதான் தயாரிக்கப்படுகின்றன. அதனால், அவை அதிக அளவு கலோரி அதாவது சக்தியைத் தருவதாக இருக்கின்றன. இதன்காரணமாகவே இவர்களுக்கு ரத்தத்தில் குளுக்கோஸின் அளவு கட்டுப்படாமல் போகிறது.

மது அருந்திவிட்டு சாப்பிடாமல் இருந்தால், ரத்தத்தில் உள்ள சர்க்கரையின் அளவு வெகுவாகக் குறைந்து, தாழ் சர்க்கரை நிலை உருவாகலாம். அது, சில சமயங்களில் உயிருக்கே ஆபத்தை உண்டாக்கக்கூடிய அளவுக்குத் தீவிரமாகி விடலாம். சிலர், மதுவோடு பல்வேறு நொறுக்குத் தீனிகளையும், உணவுகளையும் சாப்பிடுவார்கள். இதனால், இவர்களுக்கு ரத்தத்தில் சர்க்கரையின் அளவு அதிகரித்துவிடும்.

எனவே, முடிந்தவரை மது வகைகளைத் தவிர்ப்பதே நல்லது. மொத்தமாக விட்டுவிடுவது மிகவும் நல்லது.

நீரிழிவு நோயாளிகளுக்கு ஏற்ற பானம்

மதுவை மட்டுமல்ல காபி, டீ மற்றும் பாலைக்கூட நீரிழிவு நோயாளிகள் தவிர்த்துவிடுவது நல்லது.

அதற்குப் பதிலாக, தினமும் கொழுப்புச் சத்து நீக்கப்பெற்ற பாலைக் குடிக்கலாம் (சர்க்கரை சேர்க்காமல்). இதேபோல், 'ஓட்ஸ்' பானத்தையும் குடிக்கலாம். தற்சமயம், நீரிழிவு நோயாளிகளுக்குக் கொடுப்பதற்கென்றே பல புரதச் சத்து நிறைந்த பானங்களுக்காக பொடி வகைகள் வந்துள்ளன. அவை டின்னிலும், பாட்டிலும் கிடைக்கின்றன.

    நியூட்ரென் டயாபெடிக் (NUTREN DIABETIC)
    நொரிஷ்-டிஎம் (NOURISH -DM)
    டயாபெடோ டயட் (DIABETO DIET)

ரிஸோர்ஸ் டயாபெடிக் (RESOURCE DIABETIC)

டி-புரோட்டீன் (D-PROTEIN)

புரொடீனெக்ஸ் டயாபெடிக் (PROTINEX DIABETIC)

ஆகியவை முக்கியமான சில பானங்கள்.

இவற்றை, கொழுப்பு நீக்கப்பட்ட பாலில் தினமும் 2 டேபிள் ஸ்பூன் அளவு கலந்து, சர்க்கரை சேர்க்காமல் குடிக்கலாம்.

நீரிழிவு நோயாளிகள் என்னென்ன சாப்பிடலாம், எவற்றையெல்லாம் தவிர்க்கலாம் என்பதையெல்லாம் இந்த அத்தியாயத்தில் பார்த்தோம். இவற்றை எல்லாம் ஒரு அட்டவணையாக அடுத்த அத்தியாயத்தில் பார்த்துவிடலாம்.

5

மூன்று கட்டளைகள்

நீரிழிவு நோயாளிகளுக்கான உணவுக் கட்டுப் பாட்டை மூன்று வகைகளாகப் பிரித்துக்கொள்ள லாம். அவை:

1. உணவில் அதிகமாகச் சேர்த்துக்கொள்ளப் பட வேண்டியவை.

2. ஓரளவுக்குச் சேர்த்துக்கொள்ளக் கூடியவை.

3. முற்றிலும் தவிர்க்க வேண்டியவை.

இவற்றைப் பற்றி கொஞ்சம் விரிவாகப் பார்க்கலாம்.

அதிகம் சேர்த்துக்கொள்ள வேண்டியவை:

நீரிழிவு நோயாளிகள் கீழ்க்காணும் காய்கறிகளை உணவில் அதிகமாகச் சேர்த்துக்கொள்ளலாம்.

பூசணிக்காய் (வெள்ளை), முருங்கைக்காய், வெண்டைக்காய், பாகற்காய், அவரைக்காய், புடலங்காய், பீர்க்கங்காய், முட்டைக்கோஸ், காலிஃபிளவர், காராமணி, கத்தரிக்காய்,

கொத்தவரங்காய், வாழைத்தண்டு, வாழைப்பூ, வெள்ளரிக் காய், பீன்ஸ், சுரைக்காய், சௌசௌ, நூல்கல், நெல்லிக் காய், பசலைக்கீரை, முளைக்கீரை, கொத்தமல்லி, புதினா, வெங்காயம், குடைமிளகாய், முள்ளங்கி, தக்காளி.

காய்கறிகள் அதிகம் சாப்பிடுவதால் ரத்தத்தில் சர்க்கரையின் அளவு அதிகரிக்காது. ஆனால், உடலின் ஆரோக்கியம் மேம்படும். ஏனென்றால், இவற்றில் நீர்ச் சத்து, நார்ச் சத்து, வைட்டமின்கள் மற்றும் தாதுப் பொருள்கள் அதிகமாக உள்ளன.

ஓரளவு சாப்பிடக்கூடிய உணவுகள்:

சில வகை உணவுகளில் மாவுச் சத்து மிதமாக இருக்கும். இதனால், அவற்றைச் சாப்பிட்டால் ரத்தத்தில் குளுக் கோஸின் அளவு ஓரளவு அதிகரிக்கும். ஆனால், அவற்றால் பாதிப்பு அதிகமாக இருக்காது. குறிப்பாக, நீரிழிவு நோய் ஓரளவு கட்டுப்பாட்டுக்குள் இருப்பவர்கள் இவ்வகை உணவுகளை இடையிடையே சேர்த்துக் கொள்ளலாம். அவை :

பருப்பு, பயறு வகைகள், கொய்யா, பப்பாளி, ஆப்பிள், எலு மிச்சை, சாத்துக்குடி, ஆரெஞ்சு, அன்னாசிப்பழம், பட்டாணி, தானிய வகை உணவுகள், பால், மீன், முட்டையின் வெள்ளைக் கரு.

முற்றிலும் தவிர்க்க வேண்டிய உணவுகள்

இனிப்பு வகைகள்:

நீரிழிவு நோயாளிகள், எல்லா வகை இனிப்புகளையும் கண்டிப்பாகத் தவிர்க்க வேண்டும். குறிப்பாக, இவர்கள் 'ஸ்வீட் ஸ்டால்' பக்கமே போகக் கூடாது.

ஜாங்கரி, அல்வா, லட்டு, ஜிலேபி, இனிப்பு காரச்சேவு, மைசூர் பாக், பால்கோவா மற்றும் கேசரி, இனிப்பு பணியாரம், தேன் குழல், கொழுக்கட்டை.

இப்படி மேலே குறிப்பிடப்பட்டிருக்கும் அனைத்தையும் தவிர்க்க வேண்டும்.

சர்க்கரை, வெல்லக்கட்டி, கருப்பட்டி, அச்சுவெல்லம், வெல்லப்பொடி, கற்கண்டு, பனங்கற்கண்டு ஆகியவற்றை சேர்த்துத் தயாரிக்கப்படும் எந்த பலகாரம் மற்றும் இனிப்பு வகைகளையும் உணவில் சேர்த்துக்கொள்ளக் கூடாது.

இனிப்பு சேர்ந்த உணவுகள்:

தேன், குளுக்கோஸ் பொடி போன்றவற்றை நீரிழிவு நோயாளிகள் பயன்படுத்தக் கூடாது. இதேபோல், எலக்ட்ரால் (Electral) பொடியையோ / அதன் பானத்தையோ பயன்படுத்தக் கூடாது.

தேன் கலந்த எந்த உணவையும் உண்ணக் கூடாது. இதே போல், சர்க்கரைப் பொங்கல், பாயசம், இனிப்பு சேவு, இனிப்பு குழிப் பணியாரம், இனிப்பு போளி ஆகிய வற்றையும் தவிர்த்துவிட வேண்டும்.

இனிப்பு சேர்ந்த மாவுச் சத்துள்ள பானங்கள்:

சர்க்கரை சேர்த்த காபி, டீ, பால் போன்ற பானங்கள் மட்டுமல்லாமல், ஹார்லிக்ஸ், பூஸ்ட், போர்ன்வீட்டா போன்ற பானங்களையும் தவிர்த்துவிட வேண்டும். தவிர, கடையில் விற்கும் பல்வேறு 'பிராண்ட்' குளிர்பானங் களையும் தவிர்க்க வேண்டும்.

இனிப்பு சேர்த்த பானங்கள்:

சூடான பால், காப்பி, டீ போன்றவற்றைக் குடிக்கும்போது அதில் நேரடியாக எந்த இனிப்பையும் நீரிழிவு நோயாளிகள் சேர்த்துக்கொள்ளக் கூடாது. அதாவது, சர்க்கரை, வெல்லம், கருப்பட்டி, கற்கண்டு, பனங்கற்கண்டு என எதையுமே போட்டுக்கொள்ளக் கூடாது. இனிப்புக்காக எதையாவது சேர்த்துக்கொண்டால், அது ரத்தத்தில் உள்ள சர்க்கரையின் அளவை அதிகரிக்கவே செய்யும். சர்க்கரையின் அளவு ஒன்றுக்கொன்று வேறுபட்டுள்ளதே தவிர, எல்லாவற்றி லுமே சர்க்கரைச் சத்து அதிகம்.

கிழங்கு வகைகள் (மாவுச் சத்து அதிகம் உள்ள உணவுகள்)

பொதுவாகவே, நீரிழிவு நோயாளிகளிடம் கிழங்கு வகை களைத் தவிர்க்கும்படிதான் டாக்டர்கள் சொல்வார்கள். சிலர், பூமிக்குக் கீழே வளரும் எதையுமே நீரிழிவு நோயாளிகளுக்கு

கொடுக்கக் கூடாது என்று சொல்வார்கள். இருந்தாலும், முக்கியமாகத் தவிர்க்க வேண்டிய கிழங்குகள் என்று சில உண்டு.

அவை : மரவள்ளிக்கிழங்கு, சர்க்கரை வள்ளிக்கிழங்கு, உருளைக்கிழங்கு.

மேற்கண்ட கிழங்கு வகைகளை நீரிழிவு நோயாளிகள் தவிர்ப்பது நல்லது. ஏனென்றால், இந்தக் கிழங்கு வகைகளில் அதிக அளவு சர்க்கரைச் சத்து உள்ளது. இவற்றைச் சாப்பிட்டால், ரத்தத்தில் சர்க்கரைச் சத்தின் அளவு அதிகரிக்கும்.

அடுத்து, நீரிழிவு நோயாளிகள் எப்படிச் சாப்பிட வேண்டும், அவர்களுக்கு எப்படிச் சமைக்க வேண்டும் என்பதையெல்லாம் தெரிந்துகொள்வோம்.

6

சமைப்பது எப்படி? - சாப்பிடுவது எப்படி?

நீரிழிவு நோயாளிகளுக்கு எப்படிச் சமைப்பது? இது மிக முக்கியமான கேள்வி.

உணவுக் கட்டுப்பாடு என்பது சாப்பிடும் முறையில் மட்டும் இருந்தால் போதாது. சமைப்பதிலும் இருக்க வேண்டும். சர்க்கரைச் சத்தையோ கொழுப்புச் சத்தையோ உடலில் அதிகம் சேர்க்காத பொருள்களையே உணவு தயாரிக்கப் பயன்படுத்த வேண்டும்.

எண்ணெய்யும் எதிரிதான்

நமது சமையல் முறையில் முக்கிய இடம் பிடித் திருப்பது எண்ணெய். சாதாரண துவையலில் ஆரம்பித்து சாம்பார், குழம்பு வரை எண்ணெய் சேர்க்காமல் நாம் சமைப்பதே இல்லை. நீரிழிவு நோயாளிளைப் பொறுத்தவரை, எண்ணெய் அதிகம் சேர்க்காமல் சமைப்பதே நல்லது. எண் ணெய் அதிகம் பயன்படுத்தப்பட்டு சமைத்த உணவுகளை நீரிழிவு நோயாளிகள் சாப்பிடக் கூடாது.

ரத்தத்தில் உள்ள அதிகப்படியான சர்க்கரை, ரத்தக்குழாய் களை கடுமையாகப் பாதித்திருக்கும். அந்தச் சூழ்நிலையில் எண்ணெய்யை அதிகமாகச் சேர்த்துக் கொண்டால் உடலில் கொழுப்புச் சத்து அதிகமாகச் சேரும். இது, ரத்தக்குழாய் களில் ஏற்கெனவே ஏற்பட்டுள்ள பாதிப்பை மேலும் தீவிரப்படுத்திவிடும். எனவே, எண்ணெய்யில் பொரித்த உணவுகளை நீரிழிவு நோயாளிகள் தவிர்த்துவிட வேண்டும்.

ஆனால், முழுக்க முழுக்க எண்ணெய் இல்லாமல் நம்மால் சமைக்க முடியாது என்பதுதான் நமக்கு உள்ள பிரச்னை. சமையலுக்குக் கொஞ்சமாவது எண்ணெய்யை உபயோகிக்க வேண்டிய சூழ்நிலையில் நாம் உள்ளோம். இந்தநிலையில், சமையலுக்காகப் பயன்படுத்தும் எண்ணெயில்தான் மிகவும் எச்சரிக்கையாக இருக்க வேண்டும்.

செறிவுற்ற கொழுப்பு அமிலங்கள் (Saturated Fatty Acids) நிறைந்த எண்ணெய் வகைகளை இவர்கள் கண்டிப்பாகத் தவிர்த்துவிட வேண்டும். குறிப்பாக, வெண்ணெய், நெய், வனஸ்பதி, டால்டா ஆகியவற்றை இவர்கள் தொடவே கூடாது. அதேபோல் பாமாயில், தேங்காய் எண்ணெய் ஆகியவற்றையும் இவர்கள் தவிர்க்க வேண்டும். இவற் றிலும் செறிவுற்ற கொழுப்பு அமிலங்கள் மிகுதியாக உள்ளன.

சூரியகாந்தி எண்ணெய், கடுகு எண்ணெய், கடலை எண் ணெய், ஆகியவற்றில் செறிவுற்ற கொழுப்பு அமிலங்கள் குறைவாக இருக்கும். இவற்றை சமையலுக்குப் பயன் படுத்துவதில் எந்தப் பிரச்னையும் இல்லை.

பொதுவாக, செறிவுற்ற கொழுப்பு அமிலங்கள் (Saturated Fatty Acids), ஒற்றை செறிவற்ற கொழுப்பு அமிலங்கள் (Mono Unsaturated Fatty Acids), கூட்டுச் செறிவற்ற கொழுப்பு அமிலங்கள் (Poly Unsaturated Fatty Acids) ஆகியவை எண்ணெய்யில் சமவிதத்தில் (1:1:1) இருந்தால் சிறப்பாக இருக்கும். ஆனால், அத்தகைய எண்ணெய் எதுவும் நமக்குக் கிடைப்பதில்லை. எனவே, நாம் பல எண்ணெய் வகை களைப் பயன்படுத்தித்தான் அவற்றைப் பெற முடியும்.

ஆலிவ் எண்ணெய், கனேபலா எண்ணெய், Safflower Oil ஆகியவை நீரிழிவு நோயாளிகளின் ரத்தத்தில் உள்ள கொழுப்பைக் கட்டுப்படுத்த உதவுகின்றன. ஒமேகா-3, ஒமேகா-6 ஆகியவை (PUFA) கூட்டுச் செறிவற்ற கொழுப்பு அமிலங்களில் முக்கியமானவை. இவை உடலுக்கு நன்மை செய்பவை. மாமிச உணவு சாப்பிடுபவர்கள், சில மீன் வகைகளை உணவில் சேர்த்துக்கொள்வதன் மூலம் மேலே சொன்ன கொழுப்பு அமிலத்தைப் பெறலாம்.

Wild Salmon, Herring, Mackerel, An Chovies, Sardines, Tuna ஆகிய மீன்களில் ஒமேகா-3, ஒமேகா-6 ஆகியவை அதிக மாகக் காணப்படுகின்றன. மாமிசம் உண்ணாதவர்கள், தாவர வகையில் கிடைக்கும் சில உணவுகளைச் சாப்பிடலாம். அவற்றில் ஒமேகா-3 என்ற கொழுப்பு எண்ணெய் இருக்கும். வால்நட்டில், ஒமேகா-3 மற்றும் ஒமேகா-6 கொழுப்பு அமிலங்கள் நிறைந்துள்ளது.

ஆலிவ் எண்ணெயில் ஒமேகா-9 கொழுப்பு அமிலம் இருக்கும். கடுகு எண்ணெய், Wall flower எண்ணெய், Rapeseed எண்ணெய்யிலும் ஒமேகா-9 கொழுப்பு அமிலம் நிறைந்திருக்கும்.

எண்ணெய் விஷயத்தைப் பொறுத்தவரை, இன்னும் இரண்டு விதிகளை முக்கியமாகச் சொல்ல வேண்டும்.

விதி - 1 :

நீரிழிவு நோயாளிகளுக்கான சமையலில் தினமும் 3 டீஸ்பூன் எண்ணெய்க்கு மேல் (15 மி.லி.) பயன்படுத்தாமல் இருப்பது நல்லது.

விதி - 2 :

ஏற்கெனவே எதையாவது வறுக்கவோ, பொரிக்கவோ பயன்படுத்திய எண்ணெய்யை மீண்டும், மீண்டும் இவர்களுக்குப் பயன்படுத்தக் கூடாது.

நீரிழிவு நோயாளிகளுக்கு, பொரித்த, வறுத்த உணவுகளை விட, ஆவியில் வேகவைத்த உணவுகளையே பெரிதும் கொடுக்க வேண்டும். உதாரணத்துக்கு, இவர்களுக்கு தோசையைவிட இட்லி சிறந்தது.

பூரியைவிட சப்பாத்தி சிறந்தது. சப்பாத்தியைவிட எண்ணெய்யே இல்லாமல் தயாரிக்கப்படும் ரொட்டி சிறந்தது. அதேபோல் வெண்டைக்காய் பொரியலைவிட வெண்டைக்காய் கூட்டு சிறந்தது.

பெரும்பாலான காய்கறிகளை, ஆவியில் வேகவைத்து கூட்டாக்கி கொடுப்பது நல்லது. பொரியல், வறுவலைவிட கூட்டே நல்லது. காய்கறி உணவில் மட்டுமின்றி மாமிச உணவுகளுக்குக்கூட இதே வழிமுறையைப் பின்பற்றுவது நல்லது.

உதாரணத்துக்கு, மீன் பொரியலைவிட மீன் குழம்பு சிறந்தது. இதேபோல் மட்டன், சிக்கனைக்கூட வறுக்கவோ, பொரிக்கவோ செய்யாமல் குழம்பாகக் (அதிக எண்ணெய் சேர்க்காமல்) கொடுப்பது சிறந்தது.

நீரிழிவு நோயாளிகள் எப்படிச் சாப்பிட வேண்டும்?

மற்றவர்களைப்போல் தாங்களும் சாப்பிட வேண்டும் என்று நீரிழிவு நோயாளிகள் நினைக்கக் கூடாது. குறிப்பாக, மூன்று வேளை சாப்பாடு சாப்பிடலாம் என்று எண்ணக் கூடாது. மூன்று வேளையும் இஷ்டத்துக்கு அளவில்லாமல் சாப்பிடலாம் என்கிற எண்ணத்தை முதலில் கைவிட வேண்டும்.

உடல் எடை, வேலை செய்யும் நிலை ஆகியவற்றை அடிப்படையாகக்கொண்டு இவர்களுக்குத் தினமும் எவ்வளவு கலோரி உணவு தேவைப்படும் என்பதை மருத்துவரின் உதவியோடு தெரிந்துகொள்ள வேண்டும். அதை ஓர் அட்டவணைபோல் தயாரித்து அதன்படியே உணவுகளைச் சாப்பிட வேண்டும்.

இவர்கள் மூன்று வேளையும் நிறைய உண்பதை விட்டு விட்டு, குறைந்த அளவில் 4 அல்லது 5 முறைகூட சாப்பிடலாம். ஆனால், அப்படி சாப்பிடும் உணவு குறைவான தாகவும், அதிகக் கலோரி இல்லாததாகவும், அவர்களுக்குத் தினமும் தேவைப்படும் அளவு உள்ளதாகவும் இருக்க வேண்டும். இதனால், நீரிழிவு நோயாளிகளின் ரத்தத்தில் சர்க்கரையின் அளவு சீராக இருக்கும். சிகிச்சை செய்வதற்கும் எளிதாக இருக்கும்.

நம் ஊர்களில் இப்படி ஒரு டயலாக்கை நீங்கள் கேட்டிருக்கலாம்.

'எனக்கு ஊறுகாய் இருந்தால் போதும். பழைய சோறும் ஒரு பச்சை மிளகாயும் இருந்தால் போதும். ஒரு பிடி பிடிப்பேன்' என்று சொல்பவர்கள் நிறைய பேர் இருக்கிறார்கள்.

இதேபோல், ஒரு துண்டு வறுத்த கருவாடு, மோர் மிளகாய், வெங்காயம் என ஏதாவது ஒன்றைப் பிடித்துக்கொண்டு ஒரு சட்டி நிறைய சாதத்தையோ, கஞ்சியையோ வயிறு முட்ட சாப்பிடுகிறவர்களும் இருக்கிறார்கள்.

'வயிறு நிறைய சாப்பிட வேண்டும், வயிற்றுக்குச் சாப்பிட வேண்டும்' என்று சொல்லித்தரப்பட்டவை எல்லாம் இக்காலத்துக்கு மட்டுமல்ல, எதிர்காலத்துக்கும் ஏற்புடையவை அல்ல. எனவே, எந்த நோயாளியும் வயிறு முட்டச் சாப்பிடக் கூடாது. அதேநேரம், பட்டனி கிடக்கவும் கூடாது.

ஏனெனில், பட்டினி கிடக்கும்போது ரத்தத்தில் உள்ள சர்க்கரை வெகுவாகக் குறைந்து வேறுவகையான பாதிப்புகளை ஏற்படுத்திவிடும். வயிறுமுட்டச் சாப்பிடும்போது சர்க்கரை அளவு வெகுவாக எகிறி ஏகப்பட்ட சிக்கல்களை உண்டாக்கிவிடும்.

நீரிழிவு நோயாளிகள், மூன்று வேளையை நான்கைந்து வேளையாகப் பிரித்து உண்பது மட்டும் முக்கியம் அல்ல. என்ன சாப்பிடுகிறார்கள் என்பதும் முக்கியம்.

காலையில் இட்லி என்றால் கொஞ்சம் பொடியைத் தொட்டுக்கொண்டு இஷ்டத்துக்கும் இட்லியை வெட்டுவது, மதியம் சாதம் என்றால் ஒரு மிளகாயைக் கடித்துக்கொண்டு சாதத்தை வெட்டுவது போன்றவற்றை நிறுத்திவிட்டு, காய்கறிகள், கீரைகள் ஆகியவற்றை எடுத்துக்கொள்ளலாம். மெல்ல மெல்ல அவற்றின் அளவையும் அதிகரிக்க வேண்டும்.

உதாரணமாக, காலையில் 4 இட்லி சாப்பிடும் நீரிழிவு நோயாளி, அதை 2 ஆக மாற்றி அத்துடன் கொஞ்சம் கீரை

உணவு, பச்சைப் பட்டாணி (மசியல்) கூட்டு ஆகியவற்றைச் சாப்பிடலாம்.

மதியம், சாதத்தின் அளவைக் குறைத்து, 3 அல்லது 4 காய்கறி கூட்டுகளை (பாகற்காய் கூட்டு, வெண்டைக்காய் கூட்டு, கீரை, முட்டைக்கோஸ்) எடுத்துக்கொள்ளலாம்.

இதனால், நோயாளிஞக்குப் பசியும் குறையும். அதேநேரம், மாவுப் பொருள்களின் அளவும் குறைவதால், ரத்தத்தில் சர்க்கரையின் அளவும் குறையும்.

இப்படி சாப்பிட்டும் இவர்களுக்குப் பசிக்கிறது என்றால், வெள்ளரிக்காய், தக்காளி, வெங்காயம், கேரட் ஆகிய வற்றைச் (பச்சையாக) சாப்பிடலாம். அரிசிப் பொரி சாப்பிடலாம். மேலும், நீரிழிவு நோயாளிகளுக்கென தயாரிக்கப்படும் 'இடைப்பட்ட' உணவுகளையும் சாப் பிடலாம்.

நீரிழிவு நோயாளிகளுக்கு எவ்வளவு கலோரி தேவை?

நீரிழிவு நோய் உள்ளவர்கள் தினமும், அவர்களது உடல் எடையையும், வேலை செய்யும் தன்மையையும் பொறுத்து 1500 முதல் 2500 கலோரி தரக்கூடிய உணவுகளைச் சாப்பிடலாம்.

இதில், 50 முதல் 60 சதவீதம் வரை கார்போஹைட்ரேட் சத்தும், 25 முதல் 30 சதவீதம் வரை புரதச் சத்தும், 15 முதல் 20 சதவீதம் வரை கொழுப்புச் சத்தும் இருக்க வேண்டும் என எழுதினால் மக்களுக்குப் புரியாது.

நான் குறிப்பிடும் கலோரி அளவுள்ள உணவை மட்டும் எப்படி கணக்கிடுவது? எவ்வாறு சாப்பிடுவது என்று சந்தேகம் வரும்.

அவர்களுக்கு உதவுவதற்காகவே, பொதுவாக நாம் சாப்பிடும் பல்வேறு உணவுகளும் அவற்றினால் கிடைக்கும் கலோரி அளவுகளும் கீழே தரப்பட்டுள்ளன. இதை அடிப்படையாககொண்டு, நீரிழிவு நோயாளிகள் தங்களது உடல் தேவைக்கேற்ற கலோரியைத் தரும் உணவுகளைத் தேர்ந்தெடுத்து சாப்பிடலாம்.

நீரிழிவு நோயாளிகளுக்கான மாதிரி உணவுமுறைகள் புத்தகத்தின் பிற்பகுதியில் விரிவாகத் தரப்பட்டுள்ளன. இங்கு சிறிய அட்டவணை ஒன்றைப் பார்ப்போம்.

அட்டவணை

எண்	உணவு வகைகள்	கிடைக்கும் கலோரி
1.	இட்லி + சட்னி (2 அல்லது 3 இட்லி - ஒருவேளை) (இட்லி அளவைப் பொறுத்தது)	595
2.	தோசை + பொடி (தோசை அளவைப் பொறுத்தது)	562
3.	பொங்கல் + சாம்பார்	530
4.	ஊத்தப்பம் + சட்னி	530
5.	சாதம் + கூட்டு	612
6.	அடை + சட்னி (2 அல்லது 3 அடை - ஒருவேளை / ஒருவருக்கு) (அடை அளவைப் பொறுத்தது)	580
7.	தயிர்சாதம் + கூட்டு	400
8.	சாம்பார் சாதம்	420
9.	குஜராத்தி வகை உணவு	573
10.	பஞ்சாபி உணவு	585

7

செயற்கை இனிப்புகள்

இனிப்பு வகைகளை நீரிழிவு நோயாளிகள் சாப்பிடக் கூடாது என்றும் சர்க்கரை, கருப்பட்டி, வெல்லம் சேர்த்த எதையும் எதையும் சாப்பிடக் கூடாது என்றும் ஏற்கெனவே பலமுறை குறிப்பிட்டிருக்கிறேன். ஆனால், இவர்கள் இனிப்புதான் சாப்பிடக் கூடாதே தவிர, இனிப்பாக சாப்பிடலாம்.

என்ன குழப்பமாக இருக்கிறதா? சர்க்கரை போன்ற பொருள்களுக்குப் பதிலாக செயற்கையான பொருள்களைக் கொண்டு உணவை இனிப்பாக்குவதற்கான வழியை சில மருத்துவ விஞ்ஞானிகள் கண்டறிந்துவிட்டார்கள். சர்க்கரையைக் காட்டிலும் இவை இனிப்பு மிகுந்தவையாக இருக்கின்றன.

அதேநேரம், இவை ரத்தத்தில் குளுக்கோஸின் அளவையும் அதிகரிப்பதில்லை. ஒரே கல்லில் இரண்டு மாங்காய்! எனவே, நீரிழிவு நோயாளிகள் இனிப்பாக எதுவுமே சாப்பிட முடியவில்லையே என்று கவலைப்படத் தேவை

யில்லை. இந்த செயற்கை இனிப்புகளை டீ, காப்பி, பால் ஆகியவற்றில் சர்க்கரையைப்போல் கலந்து இனிப்பாகப் பருகலாம்.

அதேபோல், எந்த இனிப்புப் பலகாரம் செய்தாலும், அதில் சர்க்கரை போடவேண்டிய நேரத்தில் இந்த செயற்கை இனிப்புகளை போட்டு அவற்றைத் தயாரிக்கலாம். இவற்றைப் பயன்படுத்தித்தான் இன்று நீரிழிவு நோயாளி களுக்காகவே இனிப்புப் பலகாரக் கடைகளும் திறக்கப்பட்டு வருகின்றன. இனி, இந்த செயற்கை இனிப்புகள் பற்றித் தெரிந்துகொள்வோம்.

செயற்கை இனிப்புகள்:

செயற்கை இனிப்புகளால் உடல் நலத்துக்கு ஆபத்து எதுவும் ஏற்படுமா? என்று சிலர் கேட்கலாம். இவற்றால் புற்று நோய்கூட ஏற்படலாம் என்ற ஒரு வதந்தி இருந்து வந்தது. ஆனால், எந்த ஆராய்ச்சியும் இதுவரை அதை மெய்ப்பிக்க வில்லை. எனவே, இவற்றைப் பயமில்லாமல் பயன் படுத்தலாம். கீழ்க்கண்டவை செயற்கையான இனிப்புகள். அவற்றைப் பற்றி விரிவாகப் பார்ப்போம்.

1. சாக்கரீன் (SACCHARIN)
2. அஸ்பார்ட்டேம் (ASPARTAME)
3. சுக்ரலோஸ் (SUCRALOSE)
4. அஸிசல்ஃபேம்-கே (ACESULFAME-K)

சாக்கரீன்

இந்த செயற்கை இனிப்பு, நீரிழிவு நோயாளிகளுக்கு நீண்ட காலமாகப் பயன்பட்டுவருகிறது. 'பென்ஸாயிக் சல் ஃபினைட்' (BENZOIC SULFINIDE) என்ற ரசாயனப் பொருள்தான் சாக்கரீன் எனப்படுகிறது. 1878-ம் ஆண்டிலேயே கண்டுபிடிக்கப்பட்ட இது சுக்ரோஸைவிட 300 மடங்கு இனிப்பானது. ஆனால், சுவைத்து முடித்த பிறகு சற்று கசக்கக்கூடிய இயல்புடையது.

இதை, பிற செயற்கை இனிப்புகளோடு சேர்த்துப் பயன் படுத்தலாம். குறிப்பாக, 'அஸ்பார்ட்டேம்' என்ற செயற்கை

இனிப்போடு இதைச் சேர்த்து பயன்படுத்தலாம். சாக்கரீன் நமது ஜீரணமண்டலத்தில் ஜீரணமாவதில்லை. இதனால், ரத்தத்தில் சர்க்கரையின் அளவு அதிகரிப்பதும் இல்லை. சாக்கரீன், ஸ்வீடெக்ஸ் பெல்லெட்ஸ் (SWEETEX PELLETS) என்ற பெயரில் மாத்திரையாகக் கிடைக்கிறது.

அஸ்பார்ட்டேம்:

இந்த இனிப்பு, இயற்கையாகவேகூட பல உணவுகளில் இருக்கிறது. இது, ஒரு புரத வகையைச் சேர்ந்ததாகும். இதில், அஸ்பார்ட்டிக் அமிலம், எல்-பினைல்அலனைன் என்ற இரண்டு அமினோ அமிலங்கள் கலந்துள்ளன. இது, சாதாரண சர்க்கரையைவிட 180 மடங்கு இனிப்பானது. இந்த இனிப்பு 1965-ம் ஆண்டு கண்டுபிடிக்கப்பட்டது.

அஸ்பார்ட்டேத்தைச் சாப்பிட்ட பிறகு, அது ஜீரணமடைந்து மேற்கூறிய அமினோ அமிலங்களாகவும், மெத்தனாலாகவும் பிரியும். இவை, ரத்தத்தில் சர்க்கரையின் அளவை மிக சொற்ப அளவிலேயே அதிகரிக்கும். இதன்காரணமாக, நீரிழிவு நோயாளிகளுக்கு எந்தவிதப் பாதிப்பும் ஏற்படுவதில்லை.

இந்த செயற்கை இனிப்பு, கீழ்க்கண்ட பெயர்களில் கிடைக் கிறது.

1. SUGAR FREE
2. EQUAL
3. NUTRASWEET
4. CANDEREAL

சுக்ரலோஸ் :

இது சர்பத்தில் பயன்படக்கூடிய ஒரு முக்கியமான செயற்கை இனிப்பாகும். 'குளோரோகார்பன்' வகையைச் சார்ந்த சுக்ரலோஸ், சாதாரண சர்க்கரையைவிட 600 மடங்கு இனிப்பானது. அதாவது, சாக்கரீனைவிடவும் இரண்டு மடங்கு இனிப்பானது. இது 1976-ம் ஆண்டு கண்டுபிடிக்கப் பட்டது.

சுக்ரலோஸை சாப்பிட்ட பிறகு, அதன் பெரும்பகுதி மலத்தின் மூலமாகவே வெளியேறிவிடும். இதன் ஒரு பகுதி

உட்கிரகிக்கப்பட்டு ரத்த ஓட்டத்தை அடையும். அது சிறு நீரகத்தினால் நீக்கப்பட்டு சிறுநீரின் மூலமாக வெளியேறும். இந்த செயற்கை இனிப்பினால் உடல்பாதிப்புகள் குறிப்பிட்டுச் சொல்லும் அளவுக்கு இருக்காது. இது, ஆல்டர்ன் (ALTERN) என்ற பெயரில் கடைகளில் கிடைக்கிறது.

அஸிசல்ஃபேம்-கே

இது, 1967-ம் ஆண்டு கண்டுபிடிக்கப்பட்டது.

இந்த செயற்கை இனிப்பு, சாப்பிட்ட பிறகு உடலில் அதிகமாக உட்கிரகிக்கப்படுவதில்லை. ரத்தத்தில் சர்க்கரையின் அளவை அதிகரிப்பதில்லை.

அஸிசல்ஃபேம்-கே, கீழ்க்கண்ட பெயர்களில் கிடைக்கிறது.

1. SUNETT
2. SWEET ONE

செயற்கை இனிப்புகளை நீரிழிவு நோயாளிகளுக்குக் கிடைத்த வரப்பிரசாதம் என்றே சொல்ல வேண்டும். ஏனெனில், நீரிழிவு நோயாளிகளில் ஒரு சிலர்தான், மருத்துவர்கள் சொல்வதை அப்படியே வேதவாக்காக எண்ணி கடைப்பிடிப்பார்கள். காபி, டீ, பால் எதிலுமே சர்க்கரை போடக் கூடாது என்றால் அதை அப்படியே பின்பற்றி நடப்பார்கள்.

ஆனால், எல்லோராலும் அப்படி இருக்க முடிவதில்லை. பல நீரிழிவு நோயாளிகளுக்கு, நோய் கட்டுப்பட வேண்டும் என்ற ஆசை இருந்தாலும், இனிப்பைத் தியாகம் செய்யக் கூடிய மனநிலை இருக்காது.

கொஞ்சநாள் கட்டுப்பாடாக காபி, டீ போன்ற பானங்களில் இனிப்பு போடாமல் இருப்பார்கள். ஒரே ஒரு வேளை போட்டுக்கொள்கிறேனே என்று ஆரம்பிப்பார்கள். பிறகு தொடர்ந்து பயன்படுத்தத் தொடங்கிவிடுவார்கள். சர்க்கரை போட்டுக்கொள்வதால் அதற்குப் பரிகாரமாக, மருந்தின் அளவைக் கூட்டிக்கொள்வார்கள். அதேபோல், சில வகை இனிப்புகளை யாருக்கும் தெரியாமல் சாப்பிட்டுவிடுவார்கள். இதனால், ரத்தத்தில் குளுக்கோஸின் அளவு அதிகரித்து விடும்.

மருந்துகளின் அளவை அதிகரித்துக்கொண்டாலும், உடலில் சர்க்கரை சேர்ந்துகொண்டே இருப்பதால் அதன் அளவு கட்டுப்படுவதில்லை. இந்தப் பிரச்னைக்கு, செயற்கை இனிப்புகள் ஒரு பிரமாதமான தீர்வாக வந்திருக்கின்றன. சர்க்கரையை விடமுடியாத நோயாளிகள், இனிப்பைச் சுவைப்பதற்கும், தங்களது நோயையும் கட்டுப்பாட்டில் வைத்திருப்பதற்கும் கைகொடுக்கும் 'அருமருந்தாக' செயற்கை இனிப்புகள் இருக்கின்றன.

8

உணவு முறைகளும் செய்முறையும்

காலையில் என்றால் இட்லி, தோசை என்றும், மதியம் என்றால் அரிசி சாப்பாடு என்றும், இரவில் மீண்டும் சாதம் அல்லது இட்லி அல்லது தோசை என்று மற்றவர்களைப்போல் நீரிழிவு நோயாளிகளும் சாப்பிட்டுக் கொண்டிருக் கிறார்கள்.

ரத்தத்தில் சர்க்கரை அதிகரித்துவிடும் என்பதால், 4 இட்லிக்குப் பதில் 3 இட்லி சாப்பிடுகிறார்கள். பிறகு, பசி தாங்காமல் நொறுக்குத் தீனி எதை யாவது சாப்பிட்டு, ரத்தத்தில் உள்ள சர்க்கரையை அதிகரித்துக்கொள்கிறார்கள். இந்தப் பிரச் னையைத் தீர்க்க எளிய வழி இருக்கிறது.

நீரிழிவு நோயாளிகளுக்கென எத்தனையோ உணவு வகைகள் இருக்கின்றன. தினமும் இட்லி, தேசை என்று இல்லாமல், அவர்களுக் கான சிறப்பு உணவு வகைகளையும் இவர்கள் சாப்பிட வேண்டும். இதன் காரணமாக, பசி அடங்குவதுடன், ரத்தத்தில் சர்க்கரையின் அளவும் அதிகரிப்பதில்லை.

அடுத்து வரும் அத்தியாயத்தில், நீரிழிவு நோயாளிகளுக்கான பல்வேறு சிறப்பு உணவுகளையும் அவற்றைத் தயாரிக்கும் முறையையும் விரிவாகப் பார்க்கப்போகிறோம்.

அதாவது, நீரிழிவு நோயாளிகளுக்கான சிறப்பு சூப் வகைகள், காய்கறி உணவுகள், கீரை வகை உணவுகள், தானிய வகை உணவுகள், பருப்பு-பயறு வகை உணவுகள் மற்றும் சில சிறப்பு வகை உணவுகள் என தனித்தனி பகுதிகளாக நாம் பார்க்கப் போகிறோம்.

இந்த அத்தியாயத்தில் முதலாவதாக, சூப் வகைகளைப் பார்ப்போம்.

சூப் வகைகள்

1. காளான் சூப்

தேவையான பொருள்கள்:

தண்ணீர்	:	3 கப்
காளான்	:	3 கப்
வெங்காயம்	:	½ கப்
மைதா மாவு	:	2 டீஸ்பூன்
கொழுப்பு நீக்கப்பட்ட பால்	:	1 கப்
சமையல் எண்ணெய்	:	1 டீஸ்பூன்
உப்பு, மிளகுத்தூள்	:	தேவையான அளவு

செய்முறை:

வாணலியில் 1 டீஸ்பூன் எண்ணெய் ஊற்றி, அதில் வெங்காயத்தைப் போட்டு வதக்க வேண்டும். தேவைப்பட்டால் சிறிது தண்ணீர் சேர்த்துக்கொள்ளலாம். அத்துடன் மைதா மாவு மற்றும் சிறு சிறு துண்டுகளாக நறுக்கப்பட்ட காளானைப் போட்டு அவற்றை நன்கு வதக்கி எடுக்க வேண்டும். அத்துடன் சிறிது பால் சேர்த்து அப்படியே சிறிது நேரம் கொதிக்கவிட வேண்டும். அதில் தேவைப்படும் அளவுக்கு சேர்த்து, நன்கு மசிந்து, எல்லாம் ஒரே கலவை

யாக உருவாகும்படி கரண்டியால் கலக்க வேண்டும். பிறகு, அதில் தேவையான அளவு உப்பு மற்றும் மிளகுத் தூள் சேர்த்து நன்றாகக் கலக்கிவிட்டுப் பரிமாறவும்.

இதில் அடங்கியுள்ள சத்துகள்:

கார்போஹைட்ரேட்	:	8 கிராம்
புரதம்	:	2.7 கிராம்
கொழுப்பு	:	2.8 கிராம்
நார்ச் சத்து	:	0.7 கிராம்
பொட்டாஷியம்	:	201.5 மி.கி.

கிடைக்கும் மொத்த சக்தி	:	**65 கலோரி**

2. குடை மிளகாய் சூப்

தேவையான பொருள்கள்:

பெரிய குடை மிளகாய்	:	2
தக்காளி	:	4
கறிவேப்பிலை	:	2
வெள்ளைப்பூண்டு	:	1 பல்
கொழுப்பு நீக்கப்பட்ட பால்	:	½ கப்
சோள மாவு	:	1 டீஸ்பூன்
உப்பு	:	தேவையான அளவு
கொத்தமல்லி இலை	:	2 டீஸ்பூன்

செய்முறை:

குடை மிளகாயை ஓரளவுக்கு சிறு சிறு துண்டுகளாக்கி அவற்றை நன்கு வதக்க வேண்டும். நறுக்கும்போது, தோல், நடுத்தண்டு மற்றும் விதைகளை நீக்கிவிட வேண்டும். பிறகு, தக்காளியைத் துண்டு, துண்டாக நறுக்கி வைத்துக்கொள்ள

வேண்டும். வாணலியில் 3 கப் தண்ணீர் ஊற்றி அதில் தக்காளி, கறிவேப்பிலை, உரித்த வெள்ளைப்பூண்டு ஆகியவற்றைப் போட்டு நன்கு கொதிக்க வைக்க வேண்டும். தக்காளி நன்கு வெந்தவுடன், தண்ணீரில் இருந்து கறி வேப்பிலையை வெளியே எடுத்துவிடவும். பிறகு, மிளகாய், தக்காளி, வெள்ளைப்பூண்டு மூன்றையும் சேர்த்து மசித்து, கூழ்போல் ஆக்க வேண்டும். பிறகு, அதில் சோள மாவு, பால், கொத்தமல்லி இலை, தேவையான உப்பு ஆகிய வற்றைச் சேர்த்து கலக்க வேண்டும்.

இதில் அடங்கியுள்ள சத்துகள்:

கார்போஹைட்ரேட்	:	8.8 கிராம்
புரதம்	:	2.6 கிராம்
கொழுப்பு	:	0.5 கிராம்
நார்ச் சத்து	:	1.5 கிராம்
வைட்டமின் - A	:	670 மைக்ரோகிராம்
ஃபோலிக் அமிலம்	:	23.4 கிராம்
கிடைக்கும் மொத்த சக்தி	:	**49 கலோரி**

3. பச்சைப் பயிறு சூப்

தேவையான பொருள்கள்:

பச்சைப் பயிறு	:	1/3 கப்
கொழுப்பு குறைந்த பன்னீர்	:	2 டீஸ்பூன்
சீரகம்	:	1 டீஸ்பூன்
கடுகு	:	½ டீஸ்பூன்
வெங்காயம்	:	¼ டீஸ்பூன்
பச்சை மிளகாய்	:	½ டீஸ்பூன்
கறிவேப்பிலை	:	4-5
எலுமிச்சைச்சாறு	:	1 டீஸ்பூன்

எண்ணெய்	:	2 டீஸ்பூன்
உப்பு	:	தேவையான அளவு
கொத்தமல்லி இலை	:	2 டீஸ்பூன்

செய்முறை:

பச்சைப் பயிறை வேகவைத்து எடுத்து வைத்துக்கொள்ள வேண்டும். வெங்காயம், பச்சை மிளகாய் ஆகியவற்றை சிறு சிறு துண்டுகளாக வெட்டி எடுத்துக்கொள்ள வேண்டும். பச்சைப் பயிறுடன் பன்னீரைச் சேர்க்க வேண்டும். பச்சை மிளகாய், வெங்காயத்தை லேசாக வதக்கி எடுத்துக்கொள்ள வேண்டும். பச்சைப் பயிறு + பன்னீர் கலவையுடன், வெங் காயம் + பச்சை மிளகாய் ஆகியவற்றைச் சேர்த்து, எலுமிச்சைச் சாற்றைப் பிழிந்து நன்கு கலக்கிக்கொள்ள வேண்டும். பிறகு, வாணிலியில் சிறிது எண்ணெய் ஊற்றி அதில் சீரகம், கடுகு, கறிவேப்பிலை ஆகியவற்றைப் போட்டுத் தாளிக்க வேண்டும். அதில், பச்சைப்பயிறு கலவையை சிறிது நீருடன் சேர்த்து கலக்கிக் கொட்ட வேண்டும். இத்துடன் தேவையான உப்பைச் சேர்த்துக்கொள்ள வேண்டும்.

இதில் அடங்கியுள்ள சத்துகள்:

கார்போஹைட்ரேட்	:	8.1 கிராம்
புரதம்	:	3.4 கிராம்
கொழுப்பு	:	2.7 கிராம்
நார்ச் சத்து	:	0.6 கிராம்
கிடைக்கும் மொத்த சக்தி	**:**	**70 கலோரி**

4. வெஜிடபிள் சூப்

(பொதுவாக, காய்கறிகளில் அதிக நார்ச் சத்து இருக்கும். வைட்டமின்களும், தாது உப்புகளும் வழக்கமான அளவைவிட அதிகமாக இருக்கும். இவை, நீரிழிவு நோயாளிகளுக்கு மிகச் சிறந்தவை என்பதால், பல்வேறு காய்கறிகளைப் பயன்படுத்தி 'சூப்' செய்து குடிக்கலாம்.)

தேவையான பொருள்கள்:

வெங்காயம்	:	1 கப்
தக்காளி	:	¼ கப்
முட்டை கோஸ்	:	1 கப்
கேரட்	:	1 கப்
வெண்ணெய்	:	1 டீஸ்பூன்
மிளகுத் தூள்	:	¼ டீஸ்பூன்
பட்டை	:	1 துண்டு
கிராம்பு	:	1
ஏலக்காய்	:	1

செய்முறை:

எல்லா காய்கறிகளையும் பொடிப்பொடியாக நறுக்கி நீரில் நன்கு வேகவைத்துக்கொள்ள வேண்டும். காய்கறிகள் வேகவைத்த நீருடன், வெண்ணெய், மிளகுத் தூள், பட்டை, கிராம்பு, ஏலக்காய் ஆகியவற்றையும் சேர்த்து சாப்பிட வேண்டும்.

இதில் அடங்கியுள்ள சத்துகள் :

கார்போஹைட்ரேட்	:	33.8 கிராம்
புரதம்	:	6 கிராம்
கொழுப்பு	:	4.7 கிராம்
நார்ச் சத்து	:	4.8 கிராம்
கிடைக்கும் மொத்த சக்தி	:	**204 கலோரி**

5. கொத்தமல்லி இலை சூப்

தேவையான பொருள்கள்:

கொத்தமல்லி இலை	:	1 கப்

சோயா மாவு	:	2 டீஸ்பூன்
மிளகுத் தூள்	:	¼ டீஸ்பூன்
உப்பு	:	தேவையான அளவு

செய்முறை:

முதலில் கொத்தமல்லி இலையை நன்கு அரைத்துக்கொள்ள வேண்டும். அதில் சிறிது உப்பு சேர்க்கவும். ஒரு டம்ளர் நீரில் சோயா மாவைப் போட்டு கொதிக்கவைக்க வேண்டும். நன்கு கொதித்த பிறகு அதில், ஏற்கெனவே அரைத்து வைத்துள்ள கொத்தமல்லி இலைகளையும், மிளகுத் தூளையும் சேர்த்துக் கலக்கிக் குடிக்கவும்.

இதில் அடங்கியுள்ள சத்துகள் :

கார்போஹைட்ரேட்	:	27.5 கிராம்
புரதம்	:	12.8 கிராம்
கொழுப்பு	:	3.3 கிராம்
நார்ச் சத்து	:	2.8 கிராம்
கிடைக்கும் மொத்த சக்தி	**:**	**192 கலோரி**

6. பச்சைப் பட்டாணி சூப்

தேவையான பொருள்கள்:

பச்சைப் பட்டாணி	:	2 கப்
பெரிய வெங்காயம்	:	1
பூண்டு	:	1 பல்
பால்	:	¼ கப்
கொத்தமல்லி இலை	:	சிறிதளவு
புதினா	:	1 டீஸ்பூன்
உப்பு	:	தேவையான அளவு
எண்ணெய்	:	தேவையான அளவு

செய்முறை:

வெங்காயத்தைப் பொடிப்பொடியாக நறுக்கி வாணலியில் போட்டு எண்ணெய்யில் லேசாக வதக்கி எடுத்து வைத்துக் கொள்ளவும். அதன்பிறகு, பச்சைப் பட்டாணி, பூண்டு ஆகியவற்றை 10 நிமிடம் வேகவைத்துக்கொள்ளவும். பிறகு, வெங்காயம், பச்சைப் பட்டாணி, பூண்டு ஆகியவற்றைச் சேர்த்து அரைத்துக்கொள்ளவும். இத்துடன் பால், கொத்த மல்லி இலை, புதினா, உப்பு சேர்த்து சாப்பிடவும்.

இதில் அடங்கியுள்ள சத்துகள் :

கார்போஹைட்ரேட்	:	73.5 கிராம்
புரதம்	:	31.2 கிராம்
கொழுப்பு	:	5.5 கிராம்
நார்ச் சத்து	:	16.5 கிராம்
கிடைக்கும் மொத்த சக்தி	:	**468 கலோரி**

காய்கறி உணவுகள்

1. மசாலா சப்பாத்தி

தேவையான பொருள்கள்:

கோதுமை மாவு	:	100 கிராம்
கொண்டைக்கடலை	:	25 கிராம்
முழு பாசிப் பயிறு	:	25 கிராம்
தக்காளி	:	1 கிராம்
வெங்காயம்	:	50 கிராம்
கறிவேப்பிலை	:	15 கிராம்
கொத்தமல்லி இலை	:	15 கிராம்
புதினா	:	15 கிராம்
எண்ணெய்	:	10 கிராம்

செய்முறை:

புதினா, கொத்தமல்லி, கறிவேப்பிலை ஆகிய மூன்றையும் பொடிப்பொடியாக நறுக்கி எடுத்துக்கொள்ள வேண்டும். இவற்றை எண்ணெய்யில் போட்டு வதக்க வேண்டும். வதக்கியவற்றை அப்படியே எடுத்து சப்பாத்தி மாவுடன் கலந்து சப்பாத்திபோல் செய்ய வேண்டும். கொண்டைக் கடலையையும், பாசிப் பயறையும் நன்றாக வேக வைத்து எடுத்துக்கொள்ளவும். தக்காளி, வெங்காயம் ஆகியவற்றை

எண்ணெய் ஊற்றி வதக்கி, வேகவைத்த கொண்டைக் கடலை மற்றும் பாசிப் பயறுடன் கலக்கவும். பிறகு அதனுடன், உப்பு சேர்க்கவும். தயாரித்த கலவையை இரண்டு சப்பாத்திக்கு நடுவில் வைத்துப் பரிமாறவும்.

இதில் அடங்கியுள்ள சத்துகள்:

கார்போஹைட்ரேட்	:	174.4 கிராம்
புரதம்	:	24.2 கிராம்
கொழுப்பு	:	3.0 கிராம்
நார்ச் சத்து	:	4.5 கிராம்

கிடைக்கும் மொத்த சக்தி	:	**581 கலோரி**

2. முட்டைகோஸ்/பைன் ஆப்பிள் சாலட்

தேவையான பொருள்கள்:

முட்டைகோஸ்	:	1 கப்
பைன் ஆப்பிள்	:	½ கப்
கேரட்	:	1 கப்
லெட்யூஸ்	:	1/2 கப்
கொத்தமல்லி இலை	:	¼ கப்
உப்பு	:	தேவையான அளவு

செய்முறை:

மேற்கூறிய அனைத்தையும் சிறு சிறு துண்டுகளாக நறுக்கி ஒரு கிண்ணத்தில் போட்டு, உப்பு சேர்த்து நன்றாகக் கலக்கிச் சாப்பிட வேண்டும்.

இதில் அடங்கியுள்ள சத்துகள்:

புரதம்	:	1.2 கிராம்
கார்போஹைட்ரேட்	:	7.5 கிராம்

கொழுப்பு	:	0.2 கிராம்
நார்ச் சத்து	:	0.8 கிராம்
வைட்டமின் - A	:	748.2 மைக்ரோகிராம்
வைட்டமின் - C	:	43 மி.கிராம்

கிடைக்கும் மொத்த சக்தி	:	36 கலோரி

3. பாகற்காய் மசாலா

தேவையான பொருள்கள்:

பாகற்காய்	:	1 கப்
வெங்காயம்	:	1 கப்
தக்காளி	:	½ கப்
மிளகாய்த் தூள்	:	ஒரு சிட்டிகை
மஞ்சள் தூள்	:	ஒரு சிட்டிகை
இனிப்பு மாத்திரைத் தூள்	:	ஒரு சிட்டிகை
சமையல் எண்ணெய்	:	2 டீஸ்பூன்
உப்பு	:	தேவையான அளவு

செய்முறை:

பாகற்காயை வட்டவட்டமாக நறுக்கி விதைகளை நீக்கிக்கொள்ள வேண்டும். பிறகு, அதில் சிறிது உப்பைத் தடவி கொஞ்ச நேரம் அப்படியே வைத்திருக்க வேண்டும். பிறகு, வாணலியில் கொஞ்சம் எண்ணெய் ஊற்றி, அதில் வெட்டிய பாகற்காயைப் போட வேண்டும். பாகற்காய் நன்றாக வதங்கிய பிறகு அதனுடன் வெட்டிய வெங்காயம், தக்காளி, மிளகாய்த் தூள், மஞ்சள் தூள் ஆகியவற்றையும் சேர்த்துக் கிளறவும். பிறகு, இனிப்பு மாத்திரையைப் பொடியாக்கி சேர்க்கவும்.

இதில் அடங்கியுள்ள சத்துகள்:

கார்போஹைட்ரேட்	:	5.4 கிராம்
புரதம்	:	1 கிராம்
கொழுப்பு	:	2.6 கிராம்
நார்ச் சத்து	:	0.6 கிராம்
வைட்டமின் - C	:	31.3 மி.கி.
பொட்டாஷியம்	:	114 மி.கி.

கிடைக்கும் மொத்த சக்தி	**:**	**49 கலோரி**

4. அவல் – காய்கறி பொங்கல்

தேவையான பொருள்கள்:

அவல்	:	100 கிராம்
பாசிப் பருப்பு	:	50 கிராம்
முட்டைகோஸ்	:	50 கிராம்
பீன்ஸ்	:	50 கிராம்
மிளகு	:	10 கிராம்
சீரகம்	:	5 கிராம்
இஞ்சி	:	சிறிய துண்டு 1
வெள்ளைப்பூண்டு	:	2 (சிறியது)
பச்சை மிளகாய்	:	2
எண்ணெய்	:	2 டீஸ்பூன்
உப்பு	:	தேவையான அளவு
கொத்தமல்லி இலை	:	சிறிதளவு

செய்முறை:

முதலில், அவலை உப்பு கலந்த நேரில் ஊறவைக்க வேண்டும். முட்டைக்கோஸ், பீன்ஸ் ஆகியவற்றை சிறு சிறு துண்டுகளாக

நறுக்கிக்கொள்ள வேண்டும். பாசிப் பருப்பை தனியாக வேக வைத்து எடுத்துக்கொள்ள வேண்டும். வாணலியில் சிறிதளவு எண்ணெய் ஊற்றி அது காய்ந்தவுடன், மிளகு, சீரகம், இஞ்சி, பூண்டு, பச்சை மிளகாய் ஆகியவற்றைச் சேர்த்து தாளிக்க வேண்டும். தாளித்தவற்றுடன் நறுக்கிய முட்டைகோஸ், பீன்ஸ், வேக வைத்த பாசிப் பருப்பு ஆகியவற்றைச் சேர்த்து நன்றாகக் கிளறவும். குறைந்த தணலில், வதக்கியவற்றுடன் ஊற வைத்த அவலைச் சேர்த்துக் கலக்கவும். கடைசியில் கொத்தமல்லி இலையைச் சேர்க்கவும்.

இதில் அடங்கியுள்ள சத்துகள்:

கார்போஹைட்ரேட்	:	128.2 கிராம்
புரதம்	:	26.6 கிராம்
கொழுப்பு	:	14.5 கிராம்
நார்ச் சத்து	:	5.3 கிராம்
இரும்புச் சத்து	:	43.6 கிராம்
கிடைக்கும் மொத்த சக்தி	:	**768 கலோரி**

5. தோசை - சுண்டைக்காய் கறி

தேவையான பொருள்கள்:

பச்சரிசி	:	100 கிராம்
புழுங்கல் அரிசி	:	100 கிராம்
உளுத்தம் பருப்பு	:	50 கிராம்
சுண்டைக்காய்	:	100 கிராம்
பெரிய வெங்காயம்	:	1
பச்சை மிளகாய்	:	5
எண்ணெய்	:	3 டீஸ்பூன்
தக்காளி	:	1

| கடுகு | : | ¼ டீஸ்பூன் |
| உப்பு | : | தேவையான அளவு |

செய்முறை:

முதலில், சிறிதளவு நீரில் பச்சரிசி, புழுங்கல் அரிசி, உளுத்தம் பருப்பு ஆகியவற்றை ஒன்றாக ஊறவைத்துக்கொள்ள வேண்டும். அதன்பிறகு, பச்சை மிளகாய், பெரிய வெங்காயம், தக்காளி ஆகியவற்றை சிறு சிறு துண்டுகளாக நறுக்கி எடுத்து வைத்துக்கொள்ள வேண்டும். வாணலியில் சிறிதளவு எண்ணெய்விட்டு, கடுகு தாளித்து, அத்துடன் வெட்டிய காய்கறிகளைப் போட்டு சிறிது நேரம் வதக்க வேண்டும். இத்துடன் சுண்டைக்காயையும் சேர்த்து வதக்கி, தேவையான அளவு உப்புபோட்டு எடுத்து வைத்துக் கொள்ள வேண்டும். இதை அடுப்பில் வைத்து நன்கு கெட்டியாகும் வரை கிளறி சப்ஜி தயாரிக்கவும்.

அடுத்து, ஊறவைத்த அரிசி, உளுந்து முதலியவற்றை அரைத்து அதில் தோசை வார்க்க வேண்டும். அதில், முன்பு தயாரித்த சுண்டைக்காய் சப்ஜியை வைத்து மடித்து எடுத்து பரிமாற வேண்டும்.

இதில் அடங்கியுள்ள சத்துகள்:

புரதம்	:	6.9 கிராம்
கொழுப்பு	:	3.6 கிராம்
நார்ச் சத்து	:	3.2 கிராம்

| **கிடைக்கும் மொத்த சக்தி** | : | **258 கலோரி** |

6. முட்டைகோஸ் வடை

தேவையான பொருள்கள்:

முட்டைகோஸ்	:	250 கிராம்
ரவை	:	100 கிராம்
கடலை மாவு	:	100கிராம்

அகத்திக்கீரை	:	50 கிராம்
பெரிய வெங்காயம்	:	50 கிராம்
பச்சை மிளகாய்	:	4
எண்ணெய்	:	தேவையான அளவு
உப்பு	:	தேவையான அளவு

செய்முறை:

முதலில், முட்டைகோஸ், வெங்காயம், பச்சை மிளகாய் முதலியவற்றைப் பொடிப் பொடியாக நறுக்கி வைத்துக் கொள்ள வேண்டும். ஒரு பாத்திரத்தில், கடலை மாவு, ரவை, பச்சை மிளகாய், முட்டைகோஸ், உப்பு ஆகியவற்றை சிறிதளவு தண்ணீர் விட்டுக் கெட்டியாகப் பிசைந்துகொள்ள வேண்டும். வாணலியில் எண்ணெய் ஊற்றிக் காய்ந்ததும், பிசைந்ததை வடைபோல் தட்டிப் போட்டு எடுக்கவும்.

இதில் அடங்கியுள்ள சத்துகள்:

கார்போஹைட்ரேட்	:	188 கிராம்
புரதம்	:	51 கிராம்
கொழுப்பு	:	30.2 கிராம்
நார்ச்சத்து	:	5.1 கிராம்
கிடைக்கும் மொத்த சக்தி	:	**1225 கலோரி**

7. தக்காளி ரொட்டி

தேவையான பொருள்கள்:

கோதுமை மாவு	:	75 கிராம்
தக்காளி ஜூஸ்	:	2 கிண்ணம் அளவு
மிளகாய்த் தூள்	:	அரை ஸ்பூன்
கொத்தமல்லி இலை	:	1 ஸ்பூன்
உப்பு	:	தேவையான அளவு

செய்முறை:

தக்காளி ஜூஸ், மிளகாய்த் தூள், கொத்தமல்லி இலை ஆகியவற்றை உப்போடு சேர்த்து வாணலியில் போட்டு வதக்கவும். அவை கெட்டியாகும் சமயத்தில், கோதுமை மாவைக் கொஞ்சம் கொஞ்சமாகச் சேர்க்கவும். பிறகு, அடுப்பில் இருந்து இறக்கி பிசைய வேண்டும். பிசைந்த மாவைக் கொஞ்சமாக உருட்டிவைத்து அப்பளம்போல் வட்டமாகத் தட்ட வேண்டும். பிறகு, சப்பாத்தியைப்போல் தோசைக்கல்லில் போட்டு எடுக்கவும். தேவைப்பட்டால் கொஞ்சம் எண்ணெய்யை சேர்க்கலாம். இத்துடன், வேக வைத்த பட்டாணியையும் தாளித்து சேர்த்து சாப்பிடலாம்.

இதில் அடங்கியுள்ள சத்துகள்:

புரதம்	:	10.2 கிராம்
கொழுப்பு	:	7.2 கிராம்
நார்ச் சத்து	:	2 கிராம்
கிடைக்கும் மொத்த சக்தி	:	**308 கலோரி**

8. பொரி - காய்கறி கலவை

(பொரியின் மூலம் குறைந்த அளவே சக்தி கிடைக்கும். காய்கறிகளும் குறைந்தளவே சக்தியைத் தரக்கூடியவை. எனவே, இவை இரண்டையும் சேர்த்து சமைத்தால், அது ஓர் உணவாக அமைந்து பசியைப் போக்குவதுடன், ரத்தத்தில் சர்க்கரையின் அளவும் அதிகரிப்பதில்லை.)

தேவையான பொருள்கள்:

அரிசிப் பொரி	:	2 கப்
வெங்காயம்	:	1
குடை மிளகாய்	:	1
கேரட்	:	1
முட்டை கோஸ்	:	சிறிதளவு

பச்சை மிளகாய்	-	2
கொத்தமல்லி இலை	-	சிறிதளவு
உப்பு	-	தேவையான அளவு
எண்ணெய்	-	1 டீஸ்பூன்
கடுகு	-	¼ டீஸ்பூன்

செய்முறை:

வெங்காயம், குடை மிளகாய், கேரட், முட்டை கோஸ் ஆகியவற்றைப் பொடியாக நறுக்கி, வாணலியில் எண்ணெய், கடுகு சேர்த்து வதக்கிக்கொள்ளவும். பிறகு, அதனுடன் பச்சை மிளகாயைக் கீறி அதில் போட வேண்டும். கடைசியாக, இதனுடன் பொரி மற்றும் கொத்தமல்லியைக் கலந்து சாப்பிடவும்.

இதில் அடங்கியுள்ள சத்துகள்:

கார்போஹைட்ரேட்	:	171 கிராம்
புரதம்	:	19.3 கிராம்
கொழுப்பு	:	6 கிராம்
நார்ச் சத்து	:	4.7 கிராம்
கிடைக்கும் மொத்த சக்தி	:	**814 கலோரி**

9. கேழ்வரகு - காய்கறி அடை

(பொதுவாக, பருப்பு வகைகளைப் பயன்படுத்தி அடை செய்வார்கள். இந்த அடை, அதிகக் கலோரி கொண்டதாக இருக்கும் என்பதால், நீரிழிவு நோயாளிகள் சாப்பிடத் தயங்குவார்கள். அவர்கள், கேழ்வரகு மற்றும் காய்கறிகள் சேர்ந்த அடை செய்து சாப்பிடலாம்.)

தேவையான பொருள்கள்:

கேழ்வரகு மாவு	:	1 கப்
முட்டை கோஸ்	:	3/4 கப்

வெங்காயம்	:	3/4 கப்
குடை மிளகாய்	:	3/4 கப்
கொத்தமல்லி இலை	:	சிறிதளவு
புதினா	:	¼ கப்
பச்சை மிளகாய்	:	2
உப்பு	:	தேவையான அளவு
எண்ணெய்	:	தேவையான அளவு

செய்முறை:

முதலில், காய்கறிகளை பொடிப்பொடியாக நறுக்கிக் கொள்ள வேண்டும். பிறகு, அவற்றுடன் கேழ்வரகு மாவு மற்றும் உப்பு சேர்த்து தண்ணீர் விட்டு பிசைந்து, தோசைக் கல்லில் அடைபோல் தட்டிப்போட்டு சாப்பிடவும்.

இதில் அடங்கியுள்ள சத்துகள் :

கார்போஹைட்ரேட்	:	176.5 கிராம்
புரதம்	:	23 கிராம்
கொழுப்பு	:	14 கிராம்
நார்ச் சத்து	:	13 கிராம்
கிடைக்கும் மொத்த சக்தி	:	**918 கலோரி**

10. புதினா டிக்கி

தேவையான பொருள்கள்:

மைசூர் பருப்பு	:	¼ கப்
மிளகாய் பேஸ்ட்	:	1 டேபிள் ஸ்பூன்
கோதுமை ரொட்டித் தூள்	:	2 டேபிள் ஸ்பூன்
டோஃபு பனீர்	:	2 டேபிள் ஸ்பூன்

புதினா	:	¼ கப்
இஞ்சிப் பொடி	:	சிறிதளவு
உப்பு	:	தேவையான அளவு
எண்ணெய்	:	தேவையான அளவு

செய்முறை:

மைசூர் பருப்பை முதல்நாள் இரவே ஊறவைக்க வேண்டும். மறுநாள், பருப்பைத் தண்ணீரில் போட்டு வேகவைத்து எடுத்து, நன்றாக மசிக்க வேண்டும். இதற்கிடையே, புதினாவை பொடியாக நறுக்கிக்கொள்ள வேண்டும். பருப்புடன், புதினாவைச் சேர்த்து அவற்றுடன் கோதுமை ரொட்டித் தூள், துருவிய டோஃபு பனீர், உப்பு ஆகியவற்றை யும் கலந்து நன்கு பிசைந்து, தோசைக்கல்லில் வடைபோல் தட்டி எடுக்க வேண்டும்.

இதில் அடங்கியுள்ள சத்துகள் :

கார்போஹைட்ரேட்	:	46 கிராம்
புரதம்	:	20 கிராம்
கொழுப்பு	:	12.2 கிராம்
நார்ச் சத்து	:	2.4 கிராம்
கிடைக்கும் மொத்த சக்தி	:	**329 கலோரி**

11. வெஜிடெபிள் சப்பாத்தி

தேவையான பொருள்கள்:

கோதுமை மாவு	:	250 கிராம்
பீன்ஸ்	:	50 கிராம்
பட்டாணி	:	25 கிராம்
முட்டை கோஸ்	:	50 கிராம்
காலி ஃப்ளவர்	:	50 கிராம்

பச்சை மிளகாய்	:	2
வெங்காயம்	:	1
கறிவேப்பிலை	:	சிறிதளவு
கொத்தமல்லி இலை	:	சிறிதளவு
எண்ணெய்	:	2 டேபிள் ஸ்பூன்
கடுகு	:	சிறிதளவு
உளுத்தம் பருப்பு	:	சிறிதளவு
உப்பு	:	தேவையான அளவு

செய்முறை:

முதலில் பீன்ஸ், முட்டை கோஸ், காலி ஃப்ளவர் ஆகிய வற்றை பொடிப்பொடியாக நறுக்கி எடுத்து வைகவைக்க வேண்டும். க்கொள்ளவும். வாணலியில் சிறிதளவு எண் ணெய்விட்டு காய்ந்தவுடன், அதில் கடுகு, உளுத்தம் பருப்பு, வெங்காயம், நறுக்கிய காய்கறிகளைப் போட்டு 2 நிமிடங்கள் கிளறிவிட்டு, வெந்தவுடன் தனியாக எடுத்து வைத்துக் கொள்ள வேண்டும். அடுத்து, கோதுமை மாவில் தண்ணீர் விட்டு பிசைந்து சப்பாத்தி செய்துகொள்ளவும். பிறகு, தோசைக்கல்லில் கொஞ்ச நேரம் வைக வைத்து எடுத்து, அதில், காய்கறிகளின் கலவையைக் கொஞ்சம் வைத்து சப்பாத்தியை மூலைவாக்கில் வைத்து மீண்டும் நன்கு வேக வைத்து எடுத்துச் சாப்பிடவும்.

இதில் அடங்கியுள்ள சத்துகள் :

கார்போஹைட்ரேட்	:	205 கிராம்
புரதம்	:	40 கிராம்
கொழுப்பு	:	35.3 கிராம்
நார்ச் சத்து	:	108 கிராம்
கிடைக்கும் மொத்த சக்தி	:	**1300 கலோரி**

கீரை வகை உணவுகள்

1. கீரை - உளுந்து தோசை

தேவையான பொருள்கள்:

உளுந்து	:	50 கிராம்
பச்சை மிளகாய்	:	3
முருங்கைக் கீரை	:	20 கிராம்
கொத்தமல்லி	:	10
சமையல் எண்ணெய்	:	10 மி.லி.
உப்பு	:	தேவையான அளவு

செய்முறை:

முதலில், உளுந்தை 4 மணி நேரம் ஊற வைக்கவும். அதன் பிறகு, பச்சை மிளகாய், கீரை மற்றும் உப்புடன் உளுந்தை அரைத்து எடுத்து வைத்துக்கொள்ள வேண்டும். அரைத்த மாவில் நறுக்கிய வெங்காயம், கொத்தமல்லி இலைகளை போட்டுக் கலக்கவும். தோசைக்கல்லில் எண்ணெய் தடவி மாவை ஊற்றவும். இதற்கு வெங்காயச் சட்னி அல்லது தக்காளி சட்னி சேர்த்து சாப்பிடலாம்.

இதில் அடங்கியுள்ள சத்துகள்:

புரதம்	:	14.4 கிராம்
கொழுப்பு	:	11.8 கிராம்

நார்ச் சத்து	:	1.3 கிராம்

கிடைக்கும் மொத்த சக்தி	:	**307 கலோரி**

2. கீரை சாதம்

தேவையான பொருள்கள்:

தண்டுக்கீரை	:	100 கிராம்
தக்காளி	:	50 கிராம்
வெங்காயம்	:	50 கிராம்
அரிசி	:	75 கிராம்
சீரகம்	:	1 டீஸ்பூன்
மிளகு	:	1 டீஸ்பூன்
பெருங்காயத் தூள்	:	½ டீஸ்பூன்
கடுகு	:	1 டீஸ்பூன்
உளுத்தம் பருப்பு	:	1 டீஸ்பூன்
கடலைப் பருப்பு	:	1 டீஸ்பூன்
பச்சை மிளகாய்	:	2
இஞ்சி, பூண்டு விழுது	:	1 டீஸ்பூன்
உப்பு	:	தேவையான அளவு

செய்முறை:

அரிசியை நன்றாக கழுவி வேக வைத்து எடுத்து வைத்துக் கொள்ள வேண்டும். அதன்பிறகு, வாணலியில் எண்ணெய் விட்டு கடுகு, உளுத்தம் பருப்பு, கடலைப் பருப்பு, சீரகம், மிளகு, இஞ்சி பூண்டு விழுது, பெருங்காயத் தூள் ஆகிய வற்றைப் போட்டு வதக்க வேண்டும்.

வதக்கிய பிறகு வெங்காயம், பச்சை மிளகாய் போட்டு மீண்டும் வதக்க வேண்டும். அத்துடன் தக்காளியையும் போட்டு, வெங்காயமும் தக்காளியும் ஒன்றாகக் கலக்கும்

வரை வதக்க வேண்டும். இத்துடன் கீரை போட்டு, தேவைப்பட்டால் கொஞ்சம் தண்ணீர் சேர்த்து, தேவையான உப்பையும் போட்டு நன்றாக கலக்க வேண்டும். கடைசியாக, சாதத்தை இத்துடன் கலக்கிச் சாப்பிடவும். இவ்வாறு தயாரிக்கப்பட்ட விதத்தில் அரிசி கொஞ்சமாக சேர்க்கப்படுவதால், இதனால், கலோரி அளவு அதிகரிப்பதில்லை. அதே நேரம், கீரை மற்றும் காய்கறிகள் இருப்பதால் வைட்டமின்களும், தாது உப்புகளும், நார்ச் சத்தும் உடலில் சேரும்.

இதில் அடங்கியுள்ள சத்துகள் :

கார்போஹைட்ரேட்	:	79 கிராம்
புரதம்	:	12.5 கிராம்
கொழுப்பு	:	1.3 கிராம்
நார்ச் சத்து	:	3 கிராம்

கிடைக்கும் மொத்த சக்தி	:	380 கலோரி

3. வெந்தயக்கீரை சாலட்

தேவையான பொருள்கள்:

முளைகட்டிய வெந்தயம்	:	½ கப்
ஆப்பிள் துண்டுகள்	:	½ கப்
மாதுளம் பழம்	:	½ கப்
பசலைக் கீரை	:	½ கப்
பப்பாளிப் பழம்	:	½ கப்
கொழுப்பு நீக்கிய தயிர்	:	¼ கப்

செய்முறை:

அனைத்தையும் தயிரில் குழைத்து ஒன்றாக்கி, குளிர்சாதனப் பெட்டியில் வைக்க வேண்டும். பிறகு, தேவைப்படும்போது எடுத்துச் சாப்பிடலாம்.

இதில் அடங்கியுள்ள சத்துகள்:

புரதம்	:	2 கிராம்
கார்போஹைட்ரேட்	:	8.6 கிராம்
கொழுப்பு	:	0.4 கிராம்
நார்ச் சத்து	:	1.6 கிராம்
ஃபோலிக் அமிலம்	:	13.8 மைக்ரோகிராம்
பொட்டாஷியம்	:	86.5 மி.கிராம்

கிடைக்கும் மொத்த சக்தி	:	**46 கலோரி**

4. முருங்கைக் கீரை கட்லெட்

தேவையான பொருள்கள்:

பச்சைப் பயிறு	:	200 கிராம்
முருங்கைக் கீரை	:	200 கிராம்
வெங்காயம்	:	80 கிராம்
பச்சை மிளகாய்	:	3
இஞ்சி	:	சிறு துண்டு
சீரகம்	:	½ டீஸ்பூன்
கொத்தமல்லி இலை	:	சிறிதளவு
உப்பு	:	தேவையான அளவு

செய்முறை:

பச்சைப்பயிறை 4 மணி நேரமாவது நன்கு ஊற வைத்து அரைத்துக்கொள்ள வேண்டும். இத்துடன், பொடியாக நறுக்கிய இஞ்சி, வெங்காயம், முருங்கைக் கீரை, கொத்தமல்லி இலை, பச்சை மிளகாய் ஆகியவற்றை சேர்த்துக் கலக்கிக் கொள்ளவும். இத்துடன் உப்பு, சீரகம், சேர்த்து இந்த விழுதை மெலிதான வடைகளாகத் தட்டி, மிதமான சூட்டில் உள்ள தோசைக்கல்லில் இரண்டு பக்கமும் சுட்டு எடுக்க வேண்டும்.

இதில் அடங்கியுள்ள சத்துகள்:

கார்போஹைட்ரேட்	:	147.2 கிராம்
புரதம்	:	62.4 கிராம்
கொழுப்பு	:	6.1 கிராம்
நார்ச் சத்து	:	10.5 கிராம்
கிடைக்கும் மொத்த சக்தி	:	**1200 கலோரி**

5. பசலைக் கீரை கபாப்

தேவையான பொருள்கள்:

கடலைப் பருப்பு	:	2 டேபிள் ஸ்பூன்
பசலைக் கீரை	:	½ கப்
பச்சைப் பட்டாணி	:	¼ கப்
டோஃபு பனீர்	:	¼ கப்
சாட் மசாலா	:	½ டேபிள் ஸ்பூன்
ரொட்டித் தூள்	:	3 டேபிள் ஸ்பூன்
எண்ணெய்	:	தேவையான அளவு
பச்சை மிளகாய்	:	2
இஞ்சி	:	சிறு துண்டு
பூண்டு	:	2 பல்
கிராம்பு	:	2

செய்முறை:

முதலில் கடலைப் பருப்பை தண்ணீரில் போட்டு வேக வைக்க வேண்டும். பூண்டு, பச்சை மிளகாய் ஆகியவற்றைப் பொடியாக நறுக்கி வைத்துக்கொள்ள வேண்டும். அவற்றுடன் பசலைக் கீரையையும் பொடியாக நறுக்கி போட்டுக் கொள்ள வேண்டும். பிறகு இவற்றை, வேகவைத்த

கடலைப் பருப்பில் போட்டு, அத்துடன் பட்டாணியையும் சேர்த்து நன்றாக வைக வைத்து எடுத்து நன்றாக அரைக்கவும். இத்துடன் டோஃபு பனீர், சாட் மசாலா சேர்க்கவும். பிறகு, இந்தக் கலவையைக் கையில் எடுத்து ரொட்டி தூளில் புரட்டி தோசைக்கல்லில் எண்ணெய்விட்டு நன்கு வேக வைத்து எடுத்துச் சாப்பிடவும்.

இதில் அடங்கியுள்ள சத்துகள் :

கார்போஹைட்ரேட்	:	58 கிராம்
புரதம்	:	20.2 கிராம்
கொழுப்பு	:	15 கிராம்
நார்ச் சத்து	:	4.1 கிராம்
கிடைக்கும் மொத்த சக்தி	:	450 கலோரி

தானிய உணவு வகைகள்

1. கோதுமைப் புட்டு

தேவையான பொருள்கள்:

கோதுமை ரவை	:	1 கப்
துருவிய கேரட்	:	2-3 டீஸ்பூன்
துருவிய முட்டைகோஸ்	:	2-3 டீஸ்பூன்
கொத்தமல்லி இலை	:	சிறிதளவு
வேகவைத்த பட்டாணி	:	4 டீஸ்பூன்
உப்பு	:	தேவையான அளவு

செய்முறை:

கோதுமை ரவையை நன்றாக வறுத்துக்கொள்ளவும். பிறகு, புட்டுக்குப் பிசைவதுபோல் பிசைந்து வைத்துக்கொள்ளவும். புட்டுக் குழலில் மாவை சிறிது போட்டு அதற்கு மேல் துருவிய கேரட், துருவிய முட்டைகோஸ் மற்றும் வேக வைத்த பட்டாணி சேர்க்கவும். அதற்குமேல், மீண்டும் சிறிது புட்டு மாவைப்போட்டு மூடி வைக்கவும்.

இதில் அடங்கியுள்ள சத்துகள்:

புரதம்	:	9 கிராம்
கொழுப்பு	:	2 கிராம்

நார்ச் சத்து	:	3.2 கிராம்
கிடைக்கும் மொத்த சக்தி	:	360 கலோரி

2. கோதுமை இட்லி

தேவையான பொருள்கள்:

கோதுமை	:	100 கிராம்
உளுத்தம் பருப்பு	:	50 கிராம்
பாசிப் பருப்பு	:	25 கிராம்
மைசூர் பருப்பு	:	25 கிராம்
துவரம் பருப்பு	:	25 கிராம்
வெந்தயம்	:	10 கிராம்
உப்பு	:	தேவையான அளவு
பெரிய வெங்காயம்	:	1
பச்சை மிளகாய்	:	3
கடுகு/உளுத்தம் பருப்பு	:	கொஞ்சம்
எண்ணெய்	:	2 டீஸ்பூன்

செய்முறை:

எல்லா பருப்புகளையும், கோதுமையையும் தனித்தனியாக ஊறவைக்க வேண்டும். பிறகு இவற்றுடன் தேவையான உப்பு, வெந்தயம் சேர்த்து அரைத்துக்கொள்ள வேண்டும். நறுக்கிய வெங்காயம், நறுக்கிய பச்சை மிளகாய், கடுகு, உளுத்தம் பருப்பு, கறிவேப்பிலை ஆகியவற்றைத் தாளித்து, அரைத்த மாவுடன் கலக்க வேண்டும். இதை, மறுநாள் காலையில் இட்லியாகச் செய்து சாப்பிட வேண்டும்.

இதில் அடங்கியுள்ள சத்துகள்:

கார்போஹைட்ரேட்	:	150 கிராம்
புரதம்	:	45.6 கிராம்

கொழுப்பு	:	13.7 கிராம்
நார்ச் சத்து	:	6.6 கிராம்

கிடைக்கும் மொத்த சக்தி	:	898 கலோரி

3. கோதுமை பிரட் உப்புமா

தேவையான பொருள்கள்:

கோதுமை பிரட்	:	5 ஸ்லைஸ்
தக்காளி	:	¼ கப்
வெங்காயம்	:	¼ கப்
பச்சை மிளகாய்	:	1
சாம்பார் பொடி	:	¼ டீஸ்பூன்
கொத்தமல்லி இலை	:	சிறிதளவு
உப்பு	:	தேவையான அளவு
எண்ணெய்	:	1 டீஸ்பூன்
கடுகு	:	¼ டீஸ்பூன்
சீரகம்	:	¼ டீஸ்பூன்

செய்முறை:

முதலில் கோதுமை பிரட் ஸ்லைஸ்களை சிறுசிறு துண்டுகளாக்கிக்கொள்ளவும். ஒரு வாணலியில் எண்ணெய் ஊற்றி அதில் கடுகு, சீரகம் போட்டு தாளித்து, அவற்றுடன் நறுக்கிய தக்காளி, வெங்காயம் ஆகியவற்றையும் போட்டு வதக்க வேண்டும்.

பிறகு, தேவையான அளவு உப்பு, சாம்பார் பொடி, நறுக்கிய பச்சை மிளகாய் ஆகியவற்றைச் சேர்க்கவும். பிறகு, கோதுமை பிரட் துண்டுகளையும் அதில் சேர்த்து கிளறி இறக்க வேண்டும். கடைசியாக, கொத்தமல்லி இலையைத் தூவி சாப்பிடவும்.

இதில் அடங்கியுள்ள சத்துகள் :

கார்போஹைட்ரேட்	:	69.2 கிராம்
புரதம்	:	12.2 கிராம்
கொழுப்பு	:	7 கிராம்
நார்ச் சத்து	:	2.3 கிராம்
கிடைக்கும் மொத்த சக்தி	:	**389 கலோரி**

4. கோதுமை கட்லெட்

தேவையான பொருள்கள்:

கோதுமை ரவை	:	1 கப்
சோயா மாவு	:	1 கப்
கீரை	:	ஒரு கட்டு
சுரைக்காய்	:	1
கேரட்	:	1
வெங்காயம்	:	1
இஞ்சி	:	சிறு துண்டு
பூண்டு	:	5 பல்
பச்சைமிளகாய்	:	3
உப்பு	:	தேவையான அளவு
எண்ணெய்	:	தேவையான அளவு

செய்முறை:

முதலில் சோயா மாவு, கோதுமை ரவை இரண்டையும் ஒன்றாகக் கலந்து வைத்துக்கொள்ளவும். கொஞ்சம் கோதுமை ரவையைத் தனியாக வைத்துக்கொள்ளவும். சோயா மாவிலும் பாதியைத் தண்ணீரில் கரைத்து உப்பு சேர்த்து தனியாக வைத்துக்கொள்ளவும். கீரையைப் பொடியாக நறுக்கிக்கொள்ளவும். சுரைக்காய், கேரட் இரண்டை

யும் துருவி எடுத்துக்கொள்ள வேண்டும். இஞ்சி, பச்சை மிளகாய், பூண்டு, வெங்காயம் ஆகியவற்றையும் பொடிப் பொடியாக வெட்டிக்கொள்ளவும்.

எல்லாவற்றையும் ஒன்றாகச் சேர்த்து, முன்பு கலக்கி எடுக்கப்பட்ட மாவுடன் சேர்த்து நன்கு பிசைந்து, கட்லெட் வடிவத்தில் செய்து, ஃப்ரிட்ஜில் வைத்து, சிறிது நேரம் காத்திருக்க வேண்டும். பிறகு வெளியே எடுத்து ஏற்கெனவே தயாராக வைத்திருந்த சோயா கரைசலில் தோய்த்து, கோதுமை ரவையில் புரட்டி எடுத்து தோசைக் கல்லில் போட்டு எடுத்துச் சாப்பிடவும்.

இதில் அடங்கியுள்ள சத்துகள் :

கார்போஹைட்ரேட்	:	184.5 கிராம்
புரதம்	:	154 கிராம்
கொழுப்பு	:	80 கிராம்
நார்ச் சத்து	:	13.5 கிராம்
கிடைக்கும் மொத்த சக்தி	:	**2075 கலோரி**

5. கோதுமை பொரி - ஓட்ஸ் பேல்

தேவையான பொருள்கள்:

கோதுமை	:	1 கப்
ஓட்ஸ்	:	½ கப்
கார்ன் ஃப்ளேக்ஸ்	:	1 டேபிள் ஸ்பூன்
வெங்காயம்	:	1
தக்காளி	:	1
வெள்ளரிக்காய்	:	1
கொத்தமல்லி இலை	:	1 டேபிள் ஸ்பூன்
பச்சை மிளகாய்	:	1
உப்பு	:	தேவையான அளவு

செய்முறை:

முதலில், கோதுமையையும் ஓட்ஸையும் வறுத்து எடுத்துக் கொள்ளவும். அடுத்து, பெரிய வெங்காயம், தக்காளி, வெள்ளரிக்காய் ஆகியவற்றையும் சிறுசிறு துண்டுகளாக வெட்டி அவற்றை ஒன்றாக்கிக் கலக்கவும். ஏற்கெனவே வறுத்த கோதுமை, ஓட்ஸ் ஆகியவற்றுடன் கார்ன் ஃப்ளேக்ஸையும் சேர்த்து நன்றாகக் கலக்கிக்கொள்ளவும். கடைசி யில், கொத்தமல்லி இலையைத் தூவி சாப்பிடவும்.

இதில் அடங்கியுள்ள சத்துகள் :

கார்போஹைட்ரேட்	:	228 கிராம்
புரதம்	:	40 கிராம்
கொழுப்பு	:	11 கிராம்
நார்ச் சத்து	:	7.6 கிராம்
கிடைக்கும் மொத்த சக்தி	:	**1171 கலோரி**

6. கேழ்வரகு நூடுல்ஸ்

தேவையான பொருள்கள்:

கேழ்வரகு நூடுல்ஸ்	:	1 கப்
வெங்காயத்தாள்	:	¼ கப்
குடை மிளகாய்	:	¼ கப்
முட்டை கோஸ்	:	¼ கப்
எண்ணெய்	:	1 டீஸ்பூன்
மசாலா பொடி	:	¼ டீஸ்பூன்
இஞ்சி - பூண்டு விழுது	:	¼ டீஸ்பூன்

செய்முறை:

கேழ்வரகு நூடுல்ஸை உப்பு நீர் தெளித்து பிசறி, இட்லிபோல் ஆவியில் வேகவைத்து எடுத்துக்கொள்ளவும். பிறகு,

வாணலியில் சிறிதளவு எண்ணெய் ஊற்றி, குடை மிளகாய், முட்டை கோஸ் ஆகியவற்றைப் பொடிப்பொடியாக நறுக்கிப் போட்டு வதக்கவும். அதனுடன், பொடியாக நறுக்கிய வெங்காயத்தாள் மற்றும் இஞ்சி - பூண்டு விழுதைச் சேர்த்து வதக்கவும். இதில், கரம் மசாலா, வேகவைத்த கேழ் வரகு நூடுல்ஸ் ஆகியவற்றையும் சேர்த்துச் சாப்பிடவும்.

இதில் அடங்கியுள்ள சத்துகள் :

கார்போஹைட்ரேட்	:	154 கிராம்
புரதம்	:	17 கிராம்
கொழுப்பு	:	7.8 கிராம்
நார்ச் சத்து	:	8.5 கிராம்

கிடைக்கும் மொத்த சக்தி	**:**	**752 கலோரி**

7. கம்பு இட்லி

(சாதாரணமாக, இட்லிக்கு அரிசி மாவு, உளுந்து மாவு ஆகியவற்றைப் பயன்படுத்துவோம். இதில், அரிசி மாவின் அளவைக் குறைத்து அதற்குப் பதிலாக கம்பு மாவைப் பயன்படுத்தலாம்.)

தேவையான பொருள்கள்:

கம்பு	:	1 கப்
முழு உளுந்து	:	¼ கப்
அரிசி	:	½ கப்
உப்பு	:	தேவையான அளவு

செய்முறை:

முதலில், கம்பை, அரிசி, உளுத்தம் பருப்பு மூன்றையும் தனித்தனியாக ஊறவைக்கவும். பிறகு, மூன்றையும் தனித்தனியாக அரைத்து எடுத்து, உப்பு சேர்த்து இட்லி மாவுபோல் கரைக்கவும். மறுநாள் காலையில், ‘கம்பு இட்லி’ செய்து சாப்பிடலாம்.

இதில் அடங்கியுள்ள சத்துகள் :

கார்போஹைட்ரேட்	:	244 கிராம்
புரதம்	:	42 கிராம்
கொழுப்பு	:	11 கிராம்
நார்ச் சத்து	:	3 கிராம்

கிடைக்கும் மொத்த சக்தி	:	1242 கலோரி

8. கலவை அடை

தேவையான பொருள்கள்:

கோதுமை மாவு	:	200 கிராம்
கேழ்வரகு மாவு	:	200 கிராம்
மக்காச்சோளம் மாவு	:	100 கிராம்
சோயா மாவு	:	20 கிராம்
சிறிய வெங்காயம்	:	100 கிராம்
பாசிப் பருப்பு	:	25 கிராம்
பச்சை மிளகாய்	:	5
கொத்தமல்லி இலை	:	சிறிதளவு
கறிவேப்பிலை	:	சிறிதளவு
வெந்தயக் கீரை	:	சிறிதளவு
உப்பு	:	தேவையான அளவு

செய்முறை:

கோதுமை, கேழ்வரகு, சோயா, மக்காச்சோளம் ஆகிய மாவுகளை ஒன்றாகக் கலந்துகொள்ள வேண்டும். பாசிப் பருப்பை வறுத்து அதில் கொட்டிக்கொள்ளவும். அதன் பிறகு, பச்சை மிளகாய், வெந்தயக் கீரை, கொத்தமல்லி இலை, கறிவேப்பிலை ஆகியவற்றைப் பொடியாக நறுக்கி

ஏற்கெனவே கலந்த மாவுடன் சேர்த்து பிசைந்துகொள்ள வேண்டும். பிறகு, இந்தக் கலவையை நன்கு பிசைந்து, சிறுசிறு உருண்டைகளாக உருட்டிக்கொள்ள வேண்டும். தோசைக்கல்லில் மெல்லிய அடையாகத் தட்டிப்போட்டு வைகவைத்துச் சாப்பிடவும்.

இதில் அடங்கியுள்ள சத்துகள் :

கார்போஹைட்ரேட்	:	385 கிராம்
புரதம்	:	69 கிராம்
கொழுப்பு	:	15 கிராம்
நார்ச் சத்து	:	18 கிராம்
கிடைக்கும் மொத்த சக்தி	:	**1944 கலோரி**

பருப்பு, பயறு வகை உணவுகள்

1. பாசிப் பருப்பு கார லட்டு

தேவையான பொருள்கள்:

பாசிப் பருப்பு	:	100 கிராம்
சின்ன வெங்காயம்	:	50 கிராம்
கடுகு / உளுந்தம் பருப்பு	:	5 கிராம்
எண்ணெய்	:	1 டீஸ்பூன்
பச்சை மிளகாய்	:	5
கறிவேப்பிலை	:	10 கிராம்
கொத்தமல்லி இலை	:	சிறிதளவு
உப்பு	:	தேவையான அளவு

செய்முறை:

பாசிப் பருப்பை முதல்நாள் இரவே ஊறவைத்து, பிறகு நன்றாக அரைத்துக்கொள்ள வேண்டும். வெங்காயம், பச்சை மிளகாய் ஆகியவற்றைப் பொடிப்பொடியாக நறுக்கிக் கொள்ள வேண்டும். இவற்றுடன், அரைத்த பாசிப் பருப்பு கலவையையும் சேர்த்து கலக்க வேண்டும். வாணலியில் சிறிது எண்ணெய் ஊற்றி கடுகு, உளுத்தம் பருப்பு போட்டுத் தாளித்து அதை இந்தக் கலவையில் சேர்த்து கெட்டியாகக் கிளற வேண்டும். இவற்றை சிறு சிறு உருண்டைகளாக உருட்டி இட்லி பாத்திரத்தில் வேகவைக்க வேண்டும்.

இதில் அடங்கியுள்ள சத்துகள்:

கார்போஹைட்ரேட்	:	65.3 கிராம்
புரதம்	:	26.4 கிராம்
கொழுப்பு	:	7.3 கிராம்
நார்ச் சத்து	:	7 கிராம்

கிடைக்கும் மொத்த சக்தி	:	**428 கலோரி**

2. கறுப்பு உளுந்து தோசை

தேவையான பொருள்கள்:

கறுப்பு உளுந்து	:	100 கிராம்
பச்சை மிளகாய்	:	3
கடுகு / உளுத்தம் பருப்பு	:	கொஞ்சம்
வெங்காயம்	:	1
எண்ணெய்	:	3 டீஸ்பூன்
உப்பு	:	தேவையான அளவு

செய்முறை:

கறுப்பு உளுந்தை நன்கு ஊறவைத்து அதன் மேல்தோலை நன்றாகக் களைந்துவிட வேண்டும். உளுந்துடன், பச்சை மிளகாய், உப்பு சேர்த்து நன்றாகத் தோசை மாவு பதத்துக்கு அரைத்துக்கொள்ள வேண்டும். வாணலியில் எண்ணெய் விட்டு கடுகு, உளுந்து தாளித்து அதனுடன் நறுக்கிய வெங்காயத்தை சேர்த்து பொன்னிறமாக வதக்கிக்கொள்ள வேண்டும். அரைத்த மாவில் கொஞ்சம் தயிர் சேர்த்து அதனுடன் தாளித்தவற்றையும் சேர்த்து நன்றாகக் கலக்கி தோசையாக ஊற்றி நன்றாக வேக வைத்து எடுக்க வேண்டும்.

இதில் அடங்கியுள்ள சத்துகள்:

கார்போஹைட்ரேட்	:	61.9 கிராம்
புரதம்	:	24.4 கிராம்

கொழுப்பு	:	16.6 கிராம்
நார்ச் சத்து	:	1.5 கிராம்

கிடைக்கும் மொத்த சக்தி	:	494 கலோரி

3. சோயா-உளுந்து தோசை

தேவையான பொருள்கள்:

அரிசி மாவு	:	125 கிராம்
உளுந்த மாவு	:	75 கிராம்
சோயா மாவு	:	75 கிராம்
ஃப்ரூட் சால்ட்	:	1 டேபிள் ஸ்பூன்
உப்பு	:	தேவையான அளவு
எண்ணெய்	:	தேவையான அளவு
கடலை எண்ணெய்	:	10 கிராம்
மிளகாய்	:	10 கிராம்

செய்முறை:

மூன்று மாவையும் கொஞ்சம் தண்ணீர் சேர்த்து தோசை மாவு பதத்தில் கரைத்துக்கொள்ள வேண்டும். இதனை சிறிது நேரம் ஊறவிட வேண்டும். தோசை வார்ப்பதற்கு முன்பாக ஃப்ரூட் சாலட்டைத் தூவி, மாவை லேசாகக் கலந்து, உப்பையும் சேர்த்து தோசை செய்து சாப்பிடவும்.

இதில் அடங்கியுள்ள சத்துகள்:

கார்போஹைட்ரேட்	:	190 கிராம்
புரதம்	:	66 கிராம்
கொழுப்பு	:	72 கிராம்
நார்ச் சத்து	:	7.7 கிராம்

கிடைக்கும் மொத்த சக்தி	:	1165 கலோரி

4. கடலைப் பருப்பு பழ சாலட்

தேவையான பொருள்கள்:

கடலைப் பருப்பு	:	1 கப்
ஆரஞ்சு சுளைகள்	:	½ கப்
வெங்காயம்	:	½ கப்
தக்காளி	:	½ கப்
வெள்ளரிப் பிஞ்சு	:	½ கப்
எலுமிச்சம் பழச்சாறு	:	1 ½ டேபிள் ஸ்பூன்
மிளகுத் தூள்	:	1 டேபிள் ஸ்பூன்
உப்பு	:	தேவையான அளவு

செய்முறை:

முதலில் கடலைப் பருப்பை நன்கு வேகவைத்து எடுத்துக் கொள்ளவும். பிறகு, ஆரஞ்சு பழத்தின் தோலை நீக்கி, விதைகள் இல்லாமல் சுளைகளைத் தனியே எடுத்துக்கொள்ளவும். வெங்காயத்தையும், தக்காளியையும் சிறுசிறு துண்டுகளாக நறுக்கிக்கொள்ளவும். வெள்ளரிப் பிஞ்சுகளையும் சிறுசிறு துண்டுகளாக வெட்டி எடுத்துக் கொள்ள வேண்டும். வேக வைத்த கடலைப் பருப்புடன் பழங்களையும், வெள்ளரிப் பிஞ்சு, வெங்காயத்தையும் சேர்த்து கலக்கி, அதில் தேவையான அளவு உப்பு மற்றும் மிளகுத் தூளைச் சேர்த்து சாப்பிடவும்.

இதில் அடங்கியுள்ள சத்துகள்:

கார்போஹைட்ரேட்	:	148 கிராம்
புரதம்	:	45 கிராம்
கொழுப்பு	:	12 கிராம்
நார்ச் சத்து	:	4.5 கிராம்
கிடைக்கும் மொத்த சக்தி	:	**875 கலோரி**

5. பாசிப் பருப்பு - ஜவ்வரிசி உப்புமா

தேவையான பொருள்கள்:

பாசிப் பருப்பு	:	100 கிராம்
ஜவ்வரிசி	:	50 கிராம்
அரிசி	:	50 கிராம்
பச்சை மிளகாய்	:	6
எலுமிச்சம் பழம்	:	1
எண்ணெய்	:	2 டீஸ்பூன்
கடுகு	:	1 டீஸ்பூன்
உப்பு	:	தேவையான அளவு

செய்முறை:

அரிசி, ஜவ்வரிசி இரண்டையும் முதல் நாளே ஊறவைத்துக் கொள்ளவும். மறுநாள், தண்ணீரை வடிகட்டி வைத்துக் கொள்ளவும். பாசிப் பருப்பை அரை வேக்காடாக வேக வைத்து எடுத்துக்கொள்ளவும்.

வாணலியில் கடுகு, மிளகாய் போட்டு வதக்கவும். பிறகு, அரிசி, ஜவ்வரிசி இரண்டுடன் பாசிப் பருப்பையும் சேர்த்து நன்கு கிளறவும். நன்றாக வெந்த பிறகு, அதில் எலுமிச்சம் பழத்தைப் பிழிந்து சாப்பிடவும்.

இதில் அடங்கியுள்ள சத்துகள் :

கார்போஹைட்ரேட்	:	144 கிராம்
புரதம்	:	28.5 கிராம்
கொழுப்பு	:	12 கிராம்
நார்ச் சத்து	:	2.6 கிராம்
கிடைக்கும் மொத்த சக்தி	:	**794 கலோரி**

6. கலவை சுண்டல்

(நீரிழிவு நோயாளிகளுக்குப் பல்வேறு பயிறு வகைகளை உணவாகக் கொடுப்பது நல்லது. இவற்றில் நார்ச் சத்து, வைட்டமின், தாது உப்புகள் ஆகியவை அதிகமாக உள்ளன. மேலும், இவற்றால் ரத்தத்தில் குளுக்கோஸ் அளவும் அதிகரிப்பதில்லை.)

தேவையான பொருள்கள்:

சோயாபீன்ஸ்	:	1 டேபிள் ஸ்பூன்
கொண்டைக் கடலை	:	1 டேபிள் ஸ்பூன்
மொச்சை	:	1 டேபிள் ஸ்பூன்
ராஜ்மா	:	1 டேபிள் ஸ்பூன்
கறுப்பு உளுந்து	:	1 டேபிள் ஸ்பூன்
பாசிப் பயிறு	:	1 டீஸ்பூன்
காராமணி	:	1 டீஸ்பூன்
கொள்ளு	:	1 டீஸ்பூன்
காய்ந்த மிளகாய்	:	2
பச்சை மிளகாய்	:	2
தனியா	:	1 டீஸ்பூன்
உப்பு	:	தேவையான
எண்ணெய்	:	2 டீஸ்பூன்
கடுகு	:	1 டீஸ்பூன்
உளுத்தம் பருப்பு	:	1 டீஸ்பூன்
கறிவேப்பிலை	:	சிறிதளவு

செய்முறை:

சோயா, கொண்டைக் கடலை, மொச்சை, ராஜ்மா, உளுந்து ஆகியவற்றை முதல்நாள் இரவே ஊற வைத்துக்கொள்ளவும். அதேபோல், பாசிப் பயிறு, காராமணி, கொள்ளு ஆகியவற்றைத் தனியே ஊறவைத்துக்கொள்ளவும். மறுநாள் காலையில், பாசிப்பயிறு, காராமணி, கொள்ளு ஆகிய

வற்றுடன் தனியா, காய்ந்த மிளகாய், பச்சை மிளகாய், உப்பு ஆகியவற்றையும் சேர்த்து, மிக்ஸியில் போட்டு அரைக்கவும். வாணலியில் எண்ணெய் ஊற்றி, அதில் கடுகு, கறிவேப்பிலை, உளுத்தம் பருப்பு ஆகியவற்றைப் போட்டு அத்துடன் அரைத்து வைத்துள்ள பயிறு கலவைகளையும் சேர்த்து வதக்கவும். ஏற்கெனவே வேகவைத்து எடுத்த 5 வகை பயிறுகளையும் இத்துடன் சேர்த்து வதக்கி எடுக்க வேண்டும். கடைசியாக, இதில் கொத்தமல்லி இலையைத் தூவி சாப்பிடலாம்.

இதில் அடங்கியுள்ள சத்துகள் :

கார்போஹைட்ரேட்	:	*50 கிராம்*
புரதம்	:	*24.3 கிராம்*
கொழுப்பு	:	*14.5 கிராம்*
நார்ச் சத்து	:	*4.5 கிராம்*

கிடைக்கும் மொத்த சக்தி	**:**	***429 கலோரி***

சில சிறப்பு உணவுகள்

1. சைனீஸ் புலாவ்

தேவையான பொருள்கள்:

அரிசி	:	200 கிராம்
குடை மிளகாய்	:	1
பீன்ஸ்	:	100 கிராம்
முட்டை கோஸ்	:	100 கிராம்
புதினா	:	1 கட்டு
பச்சை மிளகாய்	:	5
வெள்ளை மிளகுப்பொடி	:	1 டீஸ்பூன்
உப்பு	:	தேவையான அளவு
எண்ணெய்	:	15 மில்லி

செய்முறை:

அரிசியை வேக வைத்து சாதம் தயாரிக்க வேண்டும். சாதம் உதிரியாக இருக்க வேண்டும். காய்கறிகளை ஓர் அங்குல நீளத்துக்கு நறுக்கி, பச்சை மிளகாய் சேர்த்து முக்கால் வேக்காடாக வேகவைக்கவும். வாணலியில் எண்ணெய்

விட்டு புதினா இலைகளைப் போட்டு வதக்கவும். பிறகு, காய்கறிகளைப் போட்டு, உப்பு சேர்த்து ஒரு தடவை புரட்டி ஆறிய சாதத்தில் கொட்டவும். வெள்ளை மிளகுப் பொடி சேர்த்து எல்லாவற்றையும் கலக்கவும்.

இதில் அடங்கியுள்ள சத்துகள்:

கார்போஹைட்ரேட்	:	194.4 கிராம்
புரதம்	:	23.2 கிராம்
கொழுப்பு	:	17.2 கிராம்
நார்ச் சத்து	:	3.8 கிராம்

கிடைக்கும் மொத்த சக்தி	:	**1026 கலோரி**

2. வெள்ளரி சாலட்

தேவையான பொருள்கள்:

வெள்ளரிக்காய்	:	1
தக்காளி	:	1
கேரட்	:	1
எலுமிச்சம் பழம்	:	½
வெங்காயம்	:	2
மிளகுத் தூள்	:	½ டீஸ்பூன்
உப்பு	:	தேவையான அளவு

செய்முறை:

வெள்ளரிக்காய், கேரட் இரண்டையும் வட்டவட்டமாக நறுக்கிக்கொள்ள வேண்டும். அதேபோல், தக்காளி, வெங்காயத்தையும் நறுக்கிக்கொள்ள வேண்டும். இவ்வாறு வெட்டிய காய்கறிகளுடன், மிளகுத் தூள் மற்றும் உப்பை தேவையான அளவு சேர்த்துக் கிளறவும். இதில், எலுமிச்சம் பழத்தைப் பிழிந்து சாப்பிடவும்.

இதில் அடங்கியுள்ள சத்துகள்:

கார்போஹைட்ரேட்	:	18.3 கிராம்
புரதம்	:	1.6 கிராம்
கொழுப்பு	:	5.5 கிராம்
நார்ச் சத்து	:	3.5 கிராம்

கிடைக்கும் மொத்த சக்தி	:	**107 கலோரி**

3. அவல் புலாவ்

தேவையான பொருள்கள்:

அவல்	:	½ கிலோ
கேரட்	:	100 கிராம்
பச்சைப் பட்டாணி	:	50 கிராம்
வெங்காயம்	:	2
தக்காளி	:	1
இஞ்சி	:	1 (சிறியது)
உப்பு	:	தேவையான அளவு
பச்சை மிளகாய்	:	5
எண்ணெய்	:	2 டீஸ்பூன்

செய்முறை:

ஒரு பாத்திரத்தில் தண்ணீரைக் கொதிக்கவைத்து அதில் அவலைப் போடவும். கேரட், பட்டாணி ஆகியவற்றை வேகவைத்து எடுத்து வைத்துக்கொள்ள வேண்டும். இஞ்சி, மிளகாய், பட்டை, சோம்பு ஆகியவற்றைச் சேர்த்து விழுதுபோல் அரைக்கவும். வாணலியில் எண்ணெய் ஊற்றி, கடுகு, உளுத்தம் பருப்பு, வெங்காயம், தக்காளி ஆகியவற்றைச் சேர்த்து வதக்கிய பிறகு அவலையும் போட்டு வதக்கவும். பின்பு, அரைத்த விழுதையும் போட்டுக் கிளறி உப்பு சேர்த்துச் சாப்பிடவும்.

இதில் அடங்கியுள்ள சத்துகள்:

புரதம்	:	7 கிராம்
கொழுப்பு	:	3.5 கிராம்
நார்ச் சத்து	:	1.5 கிராம்

கிடைக்கும் மொத்த சக்தி	:	**297 கலோரி**

4. தர்பூசணி - வெள்ளரி சாலட்

தேவையான பொருள்கள்:

தர்பூசணி	:	¼ கிலோ
வெள்ளரிக்காய்	:	¼ கிலோ
தக்காளி	:	1 பெரியது
வெங்காயம்	:	½
மிளகுத் தூள்	:	1 ½ டீஸ்பூன்
உப்பு	:	தேவையான அளவு
கொத்தமல்லி இலை	:	சிறிதளவு

செய்முறை:

வெள்ளரிக்காய், வெங்காயம், தக்காளி ஆகியவற்றை சிறு சிறு துண்டுகளாக வெட்டி எடுத்துக்கொள்ள வேண்டும். தர்பூசணியைக் கழுவி, விதைகளை நீக்கிவிட்டு, அதனையும் சிறு சிறு துண்டுகளாக வெட்டி எடுத்துக்கொள்ள வேண்டும். பிறகு, அனைத்தையும் ஒன்றாகச் சேர்த்து தேவையான அளவு உப்பு, மிளகுத் தூளைத் தூவி கிளற வேண்டும். கடைசியாக, கொத்தமல்லி இலையைத் தூவி சாப்பிடவும்.

இதில் அடங்கியுள்ள சத்துகள்:

கார்போஹைட்ரேட்	:	18.9 கிராம்
புரதம்	:	3 கிராம்

கொழுப்பு	:	1.1 கிராம்
நார்ச் சத்து	:	2.5 கிராம்
இரும்புச் சத்து	:	18.9 கிராம்

கிடைக்கும் மொத்த சக்தி	:	**97 கலோரி**

5. ஆப்பிள் - சோயா பால் குளிர்பானம்

தேவையான பொருள்கள்:

ஆப்பிள்	:	3
சோயா பால்	:	1 கப்
கொழுப்பு நீக்கப்பட்ட பால்	:	2 கப்
இனிப்பு மாத்திரைப் பொடி	:	தேவையான அளவு

செய்முறை:

வெட்டிய ஆப்பிளை அரைத்து எடுத்துக்கொள்ள வேண்டும். இனிப்பு பொடியை அதனுடன் கலக்கிக்கொள்ளவும். பிறகு, தேவையான அளவு பாலைச் சேர்க்கவும். இத்துடன் சோயா பால், பால் ஆகியவற்றைக் கலக்கி ஐஸ் கட்டிகள் போட்டுக் குடிக்க வேண்டும்.

இதில் அடங்கியுள்ள சத்துகள்:

கார்போஹைட்ரேட்	:	27.1 கிராம்
புரதம்	:	5.5 கிராம்
கொழுப்பு	:	1.7 கிராம்
நார்ச் சத்து	:	1.6 கிராம்
கால்சியம்	:	154.8 மி. கிராம்

கிடைக்கும் மொத்த சக்தி	:	**145 கலோரி**

6. மல்டி வைட்டமின் ரோல்

தேவையான பொருள்கள்:

மக்காச்சோளம்	:	250 கிராம்
மைதா மாவு	:	250 கிராம்
வெங்காயம்	:	1 நறுக்கியது
பச்சை மிளகாய்	:	2
இஞ்சி	:	1 டீஸ்பூன்
மிளகு	:	1 டீஸ்பூன்
எலுமிச்சைச் சாறு	:	½ டீஸ்பூன்
கடுகு	:	¼ டீஸ்பூன்
கொத்தமல்லி இலை	:	சிறிதளவு
உப்பு	:	தேவையான அளவு
எண்ணெய்	:	தேவையான அளவு

செய்முறை:

மக்காச்சோளத்தை நன்கு அரைத்துக்கொள்ள வேண்டும். வாணலியில் எண்ணெய்விட்டு பெருங்காயத் தூள், கடுகு ஆகியவற்றைப் போட்டுத் தாளிக்கவும். இவை பொரிந்ததும், வெங்காயத்தைப் போட்டு பொன்னிறமாகும் வரை வதக்கவும். ஏற்கெனவே அரைத்துவைத்த சோளத்தை இத்துடன் சேர்த்து, உப்பையும் சேர்த்து, தண்ணீர்விட்டு மூடிவைத்து கொஞ்ச நேரம் வேகவிட வேண்டும்.

இவற்றுடன் பச்சை மிளகாய், இஞ்சி, மிளகு, எலுமிச்சைச் சாறு ஆகியவற்றைச் சேர்த்து கெட்டியாகும்வரை வைக்க வேண்டும். இதனுடன் கொத்தமல்லி இலையைச் சேர்த்துக் கலக்க வேண்டும். மைதாவை உப்புப்போட்டு எண்ணெய் விட்டு, தண்ணீர் சேர்த்து நன்கு பிசைந்து கொள்ள வேண்டும். அதனை சப்பாத்திபோல் தேய்த்து முதலில் செய்த கலவையை நடுவில் வைத்து ரோல் பண்ண வேண்டும். இதை அப்படியே இட்லி தட்டில் வேகவைக்க வேண்டும்.

இதில் அடங்கியுள்ள சத்துகள்:

கார்போஹைட்ரேட்	:	251.8 கிராம்
புரதம்	:	39.5 கிராம்
கொழுப்பு	:	20.8 கிராம்
நார்ச் சத்து	:	5.56 கிராம்
கிடைக்கும் மொத்த சக்தி	**:**	**1352 கலோரி**

7. ஓட்ஸ் பொங்கல்

தேவையான பொருள்கள்:

ஓட்ஸ்	:	1 கப்
பாசிப் பருப்பு	:	½ கப்
மிளகு	:	1 டீஸ்பூன்
சீரகம்	:	½ டீஸ்பூன்
பெருங்காய்த் தூள்	:	½ டீஸ்பூன்
கறிவேப்பிலை	:	சிறிது
உப்பு	:	தேவைக்கு ஏற்ப
இஞ்சி	:	½ டீஸ்பூன்
எண்ணெய்	:	2 டீஸ்பூன்

செய்முறை:

ஓட்ஸை வேகவைத்து, அதில் ஏற்கெனவே வெந்த பாசிப் பருப்பை போட்டு சிறிது நேரம் கிளற வேண்டும். அதில் கொஞ்சம் உப்பைத் தூவி சிறிது நேரம் கிளறிய பிறகு இறக்க வேண்டும். பிறகு மிளகு, சீரகம் இவற்றை லேசாகப் பொடித்து எண்ணெய்யில் தாளித்து, அத்துடன் இஞ்சி, பெருங்காயத் தூள், கறிவேப்பிலை ஆகியவற்றை சேர்த்து அவற்றை ஓட்ஸ், பாசிப் பருப்பு கலவையில் கொட்டிக் கிளறி எடுக்க வேண்டும்.

இதில் அடங்கியுள்ள சத்துகள் :

கார்போஹைட்ரேட்	:	187 கிராம்
புரதம்	:	52 கிராம்
கொழுப்பு	:	26.5 கிராம்
நார்ச் சத்து	:	8.4 கிராம்
கிடைக்கும் மொத்த சக்தி	:	**1197 கலோரி**

பின்னிணைப்புகள்

நீரிழிவு நோயாளிகளுக்கான மாதிரி உணவுகள்

அட்டவணை – 1

காலை 7.00 மணி:

எலுமிச்சை பழச்சாறு அல்லது கேரட் ஜூஸ் அல்லது நெல்லிக்காய் ஜூஸ் - ஒரு கப் (சர்க்கரை சேர்க்கக் கூடாது).

காலை 8.00 மணி:

டீ அல்லது காபி அல்லது பால் (பாலாடை/கொழுப்பு நீக்கப்பட்டது) - ஒரு கப் (சர்க்கரை சேர்க்கக் கூடாது).

காலை உணவு (9.00 – 9.30 மணி):

1. இட்லி அல்லது ரவா இட்லி அல்லது தோசை அல்லது ரவா தோசை அல்லது ஊத்தப்பம் - 2

2. ரொட்டி - 2
   பால் (கொழுப்பு நீக்கப்பட்டது) - ஒரு கப்

3. ஆம்லெட் (வெள்ளைக் கரு மட்டும்) - 1

4. ஆப்பிள் - 1

பகல் 11.00 – 11.30 மணி:

இளநீர் - ஒரு டம்ளர் அல்லது வெஜிடபுள் சூப்

மதிய உணவு (12.30 – 1.30 மணி):

1. சாலட் (கேரட்/தக்காளி/வெள்ளரிக்காய்/ வெங்காயம் சேர்க்கப்பட்டது)

   புல்கா சப்பாத்தி - 3 / 4 (நெய் சேர்க்காதது) அல்லது சாதம் - அரை கப்

2. புல்கா சப்பாத்தி - 3 / 4 (நெய் சேர்க்காதது) அல்லது ரொட்டி (ராகி / கேழ்வரகு / கம்பு) - 1

   பச்சைக் காய்கறிகள் - 1 கப்

   பருப்பு / கடலை / பயிறு - 1 கப் (சிறியது)

3. கோழி இறைச்சி (கால் பகுதி மட்டும்) அல்லது மீன் - 2 அல்லது முட்டை (வெள்ளைக் கரு மட்டும்) - 2

   மோர் - ஒரு கப் அல்லது காய்கறிகள் - ¼ பிளேட்

   ரொட்டி - 1

4. ஜவ்வரிசி சேமியா உணவு - 1கப்

   மீன்- 2 அல்லது முட்டை (வெள்ளைக் கரு மட்டும்) - 2

5. பச்சைக் காய்கறிகள் - ½ பிளேட்

   பரோட்டா - 1/2

மாலை 4.00 – 4.30 மணி:

டீ அல்லது காபி அல்லது பால் (கொழுப்பு நீக்கப்பட்டது) - ஒரு டம்ளர் (சர்க்கரை சேர்க்கக் கூடாது)

மேரி பிஸ்கட் - 2 / 3 அல்லது வறுக்கப்பட்ட கொண்டைக் கடலை (Chenna) - ஒரு கைப்பிடி

இரவு உணவு (8.30 – 9.00 மணி):

மதிய உணவைப்போல் இரவில் சாப்பிடவும். ஆனால், அரிசி சாதம் சாப்பிடுவதைத் தவிர்க்கவும்.

இரவில் பசித்தால்...

பால் - ஒரு டம்ளர்

மேரி பிஸ்கட் - 2 அல்லது வெள்ளரிக்காய் - 2

அட்டவணை – 2

நீரிழிவு நோயாளிகளில் சிலருக்கு தினமும் 1500 கலோரி தரக்கூடிய உணவு போதுமானதாக இருக்கும். அப்படிப்பட்டவர்களுக்குக் கீழ்க்காணும் உணவு முறை அட்டவணைதரப்பட்டுள்ளது.

சைவ உணவு சாப்பிடுபவர்களுக்கான உணவு முறை

காலை 6.00 மணி

1. டீ அல்லது காபி - 1 கப்

    (அல்லது)

2. பால் - ¼ கப் (100 மி.லி.)

    (சர்க்கரை சேர்க்கக் கூடாது)

காலை 8.00 மணி

1. இட்லி (பெரியது) - 1; சிறியது என்றால் - 2 அல்லது தோசை (அரிசி/ராகி/கோதுமை) - 1

    (அல்லது)

2. உப்புமா - 3/4 கப் அல்லது பொங்கல் - 3/4 கப்

    (அல்லது)

3. ரொட்டி - 1 துண்டு, உளுந்து வடை - 1 + சாம்பார் ½ கப், காபி அல்லது டீ - 1 கப்.

காலை 10.00 மணி

    1. காய்கறி (பாதி வேக வைத்தவை) அல்லது பச்சடி (அல்லது)

    2. தக்காளி + வெள்ளரிக்காய் சாலட்

மதியம் 1.00 மணி

    பச்சரிசி அல்லது புழுங்கல் அரிசி சாதம் - 1 ½ கப் அல்லது கோதுமை உணவு - 1 ½ கப்

    சாம்பார் - ½ கப்

    கீரை வகைகள் - ½ கப்

    காய்கறி கூட்டு அல்லது பொரியல் - ½ கப்

    ரசம் - ½ கப் அல்லது மோர் - 2 கப்

    சுட்ட அப்பளம் - 1

மாலை 5.00 மணி

    வடை (சிறியது) - 1

    டீ அல்லது காபி - 1 கப்

    (சர்க்கரை சேர்க்கக் கூடாது)

இரவு 8.00 மணி

    மதிய உணவைப்போலவே சாப்பிடலாம்.
    சாதத்துக்குப் பதில் சப்பாத்தி - 2 (சிறியது) சாப்பிடலாம்.

இரவு 10.00 மணி

    பால் - ½ கப்

    (சர்க்கரை சேர்க்கக் கூடாது)

அசைவ உணவு சாப்பிடுபவர்களுக்கான உணவு முறை

காலை 6.00 மணி; 8.00 மணி; காலை 10.00 மணி - சைவ உணவு முறை

மதியம் 1.00 மணி

ஆட்டுக்கறி குழம்பு - ½ கப் + கறித் துண்டுகள் (சிறியவை) - 2 அல்லது மீன் அல்லது முட்டை (மஞ்சள் கரு நீக்கியது) - ½

மோர் - 1 கப்

கீரை வகைகள் - ½ கப்

காய்கறி கூட்டு அல்லது பொரியல் - ½ கப்

ரசம் - ½ கப் அல்லது மோர் - 2 கப்

சுட்ட அப்பளம் - 1

மாலை 5.00 மணி

சைவ உணவு முறை

இரவு 8.00 மணி

சாதம் - 1 ½ கப் அல்லது சப்பாத்தி - 2

கறித் துண்டுகள் (சிறியவை) - 2 அல்லது மீன் அல்லது முட்டை (மஞ்சள் கரு நீக்கியது) - ½

காய்கறி பொரியல் - ½ கப்

சாம்பார் - ½ கப்

ரசம் - ½ கப்

மோர் - 1 கப்

இரவு 10.00 மணி

பால் - ¼ கப் (சர்க்கரை சேர்க்கக் கூடாது)

அட்டவணை – 3

நீரிழிவு நோயாளிகளில் சிலருக்கு தினமும் 1800 கலோரி தரக்கூடிய உணவு போதுமானதாக இருக்கும். அப்படிப்பட்டவர்களுக்குக் கீழ்க்காணும் உணவு முறை அட்டவணை தரப்பட்டுள்ளது.

சைவ உணவு சாப்பிடுபவர்களுக்கான உணவு முறை

காலை 6.00 மணி

1. டீ அல்லது காபி - 1 கப்

   (அல்லது)

2. பால் - ¼ கப் (100 மி.லி.)

   (சர்க்கரை சேர்க்கக் கூடாது)

காலை 8.00 மணி

1. இட்லி (பெரியது) - 2; சிறியது என்றால் - 4 அல்லது தோசை (அரிசி/ராகி/கோதுமை) - 2

   (அல்லது)

2. உப்புமா - 1 ½ கப் அல்லது பொங்கல் - 1 ½ கப்

   (அல்லது)

3. ரொட்டி - 1 துண்டு, உளுந்து வடை - 1 + சாம்பார் ½ கப், காபி அல்லது டீ - 1 கப்.

காலை 10.00 மணி

1. காய்கறி (பாதி வேக வைத்தவை) அல்லது பச்சடி
   (அல்லது)
2. தக்காளி + வெள்ளரிக்காய் சாலட்

மதியம் 1.00 மணி

பச்சரிசி அல்லது புழுங்கல் அரிசி சாதம் - 2 கப் அல்லது கோதுமை உணவு -2 கப்

சப்பாத்தி - 2

சாம்பார் - ½ கப்

கீரை வகைகள் - ½ கப்

காய்கறி கூட்டு அல்லது பொரியல் - ½ கப்

தயிர் ½ கப் அல்லது மோர் - 2 கப்

சுட்ட அப்பளம் - 2

ஆரஞ்சு பழம் - 1

மாலை 5.00 மணி

போண்டா (சிறியது) - 2 அல்லது வடை - 1 அல்லது உப்பு பிஸ்கட் - 2

டீ அல்லது காபி - 1 கப்

(சர்க்கரை சேர்க்கக் கூடாது)

இரவு 8.00 மணி

மதிய உணவைப்போலவே சாப்பிடலாம்.

இரவு 10.00 மணி

பால் - 1 கப்

(சர்க்கரை சேர்க்கக் கூடாது)

அசைவ உணவு சாப்பிடுபவர்களுக்கான உணவு முறை

காலை 6.00 மணி; 8.00 மணி; காலை 10.00 மணி - சைவ உணவு முறை

மதியம் 1.00 மணி

ஆட்டுக்கறி குழம்பு - ½ கப் + கறித் துண்டுகள் - 4 அல்லது மீன் - ஒரு துண்டு அல்லது முட்டை (மஞ்சள் கரு நீக்கியது) - 1

மோர் - 1 கப்

கீரை வகைகள் - ½ கப்

காய்கறி கூட்டு அல்லது பொரியல் - ½ கப்

ரசம் - ½ கப் அல்லது மோர் - 2 கப்

சுட்ட அப்பளம் - 1

மாலை 5.00 மணி

சைவ உணவு முறை

இரவு 8.00 மணி

மதிய உணவைப்போல்.

இரவு 10.00 மணி

பால் - 1 கப் (சர்க்கரை சேர்க்கக் கூடாது)

உணவுகளில் குளுக்கோஸ் அளவீடு
(GLYCAEMIC INDEX)

உணவுகளில் இருந்து கிடைக்கும் குளுக்கோஸ் சத்தை அளவிடுவதற்கு உதவுவது தான் 'குளுக்கோஸ் அளவீடு'. இதை ஆங்கிலத்தில் GLYCAEMIC INDEX என்று சொல் வார்கள்.

அதாவது, குளுக்கோஸ் பொடியை நீருடன் கலந்து குடித் தால் உடலுக்கு 100 சதவீத குளுக்கோஸ் சத்து கிடைக்கும். அப்படியென்றால், குளுக்கோஸின் குளுக்கோஸ் அளவீடு 100 சதவீதம் ஆகும்.

இதுபோல், பல்வேறு தானியங்கள், காய்கறிகள், பழங்கள் ஆகியவற்றைச் சாப்பிட்ட பிறகு, அவற்றில் உள்ள சத்துகள் ஜீரணமடைந்து குளுக்கோஸாக மாறும். இதன்மூலம், உடலுக்கு எந்த அளவுக்கு குளுக்கோஸ் சத்து கிடைக்கிறது என்பதைக் கொண்டு ஒவ்வொரு உணவின் குளுக்கோஸ் அளவீடும் கணக்கிடப்படுகிறது.

அடுத்து வரும் பக்கங்களில், நாம் சாப்பிடுகிற பல்வேறு உணவுகளையும், அவற்றின் குளுக்கோஸ் அளவீட்டையும் அறிந்துகொள்ளலாம்.

தானியங்களில் குளுக்கோஸ் அளவீடு:

அரிசி	:	50-64
இட்லி அரிசி	:	83-93
பழுப்பு அரிசி	:	66-87
கோதுமை	:	49-63
கோதுமை உடைத்தது	:	46-53
பார்லி	:	22-48
நூடுல்ஸ்	:	26-39
அரிசி பாஸ்தா	:	40-92

பழச்சாறுகளின் குளுக்கோஸ் அளவீடு:

கேரட் ஜூஸ்	43
திராட்சை ஜூஸ்	48
ஆரஞ்சு ஜூஸ்	46-53
பைன்ஆப்பிள் ஜூஸ்	46
தக்காளி ஜூஸ்	38
சோயா பால்	30
ஆப்பிள் ஜூஸ்	41

பழங்களின் குளுக்கோஸ் அளவீடு:

ஆப்பிள்	38
வாழைப்பழம்	30
திராட்சை	25
மாம்பழம்	56
ஆரெஞ்சு	44
பேரிக்காய்	38
அன்னாசி	51-66
பிளம்ஸ்	39
ஸ்ட்ராபெர்ரி	40
தர்பூசணி	72
செர்ரி	22
உலர் திராட்சை	46
பேரீச்சம்பழம்	103

குளிர்பானங்களின் குளுக்கோஸ் அளவீடு:

கொக்கோ-கோலா	58
ஆரஞ்சு சோடா	68

நொறுக்குத் தீனிகளின் குளுக்கோஸ் அளவீடு:

முந்திரி	22
ஐஸ்க்ரீம்	37-80
வேர்க்கடலை	723
பாப்கார்ன்	5589
உருளைக்கிழங்கு சிப்ஸ்	51-57

காய்கறிகளின் குளுக்கோஸ் அளவீடு:

பீட்ரூட்	64
கேரட்	47
பச்சைப் பட்டாணி	48
உருளைக் கிழங்கு	80
சேனைக் கிழங்கு	51
புரோகோலி	15
காலிஃபிளவர்	15
வெள்ளரிக்காய்	15
தக்காளி	15
சோயாபீன்ஸ்	16
பூசணிக்காய்	75

தென்னிந்திய உணவுகளின் குளுக்கோஸ் அளவீடு:

தோசை	77
இட்லி	77
பொங்கல்	90
உப்புமா	18
பூரி	82
சாதம்	69
சப்பாத்தி	66

குறிப்புகளுக்காக